COMPTE RENDU

DES

FAITS OBSERVÉS A LA CLINIQUE

D'ACCOUCHEMENTS

DE L'ÉCOLE DE MÉDECINE DE BORDEAUX,

depuis le 1er mai 1854, jusqu'au 30 avril 1855;

PAR LE Dr ROUSSET,

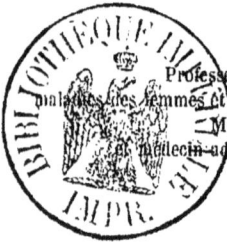

Professeur suppléant pour les chaires d'accouchement,
maladies des femmes et des enfants, et de chirurgie à l'École de Médecine de Bordeaux
— Membre résidant de la Société de Médecine
et médecin-adjoint de l'Hospice de la Maternité de la même ville,
etc., etc.

BORDEAUX.

G. GOUNOUILHOU, IMPRIMEUR DE LA SOCIÉTÉ DE MÉDECINE,

PLACE PUY-PAULIN, 1.

—

1855

COMPTE RENDU

DES

FAITS OBSERVÉS A LA CLINIQUE

D'ACCOUCHEMENTS

de l'École de Médecine de Bordeaux,

DEPUIS LE 1er MAI 1854, JUSQU'AU 30 AVRIL 1855.

Une lacune fâcheuse existait dans l'enseignement de l'École préparatoire de Médecine : les élèves, n'étant pas admis à l'Hôpital de la Maternité, arrivaient au terme de leurs études sans avoir vu faire un seul accouchement. Ceux qui aspiraient au titre d'officier de santé, recevaient leur grade sans autre instruction que des connaissances théoriques.

En présence d'une femme qui éprouve les douleurs de l'enfantement, l'inexpérience fait voir des dangers dans le cas le plus simple et le plus naturel, ou les laisse passer inaperçus lorsqu'il serait temps encore d'y porter secours. Cette perspective affligeante pour les élèves de notre École a disparu, puisqu'ils pourront désormais puiser à la clinique obstétricale toute l'assurance que donne la pratique éclairée par la théorie.

Grâce à l'initiative de M. le Directeur de l'École de Médecine, l'Administration des Hospices, toujours disposée à favoriser les idées fécondes en résultats utiles, a bien voulu faire disposer, à l'Hôpital Saint–André, un local propre à recevoir des femmes en couches.

Ce local est composé d'une vaste salle, divisée en compartiments nombreux séparés par un large corridor bien aéré, et dans lequel s'ouvrent à droite et à gauche des chambres contenant chacune deux, trois et quatre lits (en tout dix lits).

A côté de cette salle s'en trouve une autre assez grande, spécialement consacrée aux accouchements, et dans laquelle les élèves sont admis par série de quatre à cinq, pour assister au travail de l'enfantement. Il résulte de cette disposition heureuse du local, qu'immédiatement après la délivrance, la nouvelle accouchée est portée au lit qui lui a été préparé, sans encourir les dangers que peut entraîner un long trajet.

M. le Professeur titulaire d'accouchements à l'École de Médecine est le chef de service de la clinique. M. le Professeur suppléant le remplace en cas d'absence; et toutes les fois qu'ils sont empêchés l'un et l'autre, M. le Chef interne de l'Hôpital est appelé.

Une sage–femme est spécialement attachée au service; elle seconde M. le Professeur, et veille surtout à l'exécution ponctuelle de ses prescriptions.

Les femmes admises dans nos salles sont ainsi placées dans les meilleures conditions, quant à la disposition des lieux et quant aux soins qui leur sont donnés.

La clinique est alimentée par l'envoi hebdomadaire

de deux *filles* sur le point d'accoucher, venant de l'Hô
pital de la Maternité.

Quelques femmes malades, retenues dans les salles
de l'Hôpital, nous sont envoyées au terme de leur grossesse. De plus, M. le Chef interne peut recevoir d'urgence les femmes qui se présentent à la porte lorsque
le travail est déjà commencé.

La visite a lieu chaque matin, à sept heures, et trois
fois par semaine : elle est suivie d'une leçon de clinique, faite à l'amphithéâtre.

MM. les élèves de troisième et quatrième année suivent les visites, prennent des notes, rédigent des observations et assistent aux leçons. Ils sont admis, à
tour de rôle et par série, au travail des femmes en
couches, et cela sous la direction immédiate du Professeur, qui, dans les cas simples, charge l'un d'eux
de faire l'accouchement.

Les jours où il n'y a pas de leçon, les élèves s'exer-
cent au toucher, toujours sous la surveillance du Professeur, qui dirige leurs recherches

Toutes les fois qu'un cas grave se présente, s'il faut
l'intervention de l'art pour terminer l'accouchement,
les élèves qui ont le droit de suivre la clinique y sont
admis, afin que cette source importante et rare d'instruction profite à tous.

J'ai cru devoir entrer dans tous les détails qui précèdent relativement à la disposition du local où se fait
la clinique obstétricale, aux conditions d'admission
des femmes dans le service, et à la présence des élèves, soit aux visites du Professeur, soit au travail de

l'accouchement. Ce Compte rendu étant le premier qui ait été fait depuis l'inauguration de la clinique d'accouchements, il m'a semblé indispensable de faire connaître les points les plus importants du règlement, et les dispositions avantageuses qu'il présente dans l'intérêt de l'enseignement.

Avant de passer en revue les différents faits qui ressortent de l'ensemble du service clinique pendant l'année qui vient de s'écouler, je crois utile de placer sous les yeux du lecteur un tableau dans lequel ils se trouvent groupés et classés.

TABLEAU
de tous les faits observés à la clinique obstétricale
du 1er mai 1854 au 30 avril 1855.

Nombre des femmes entrées à la clinique . .	Venant de la Maternité 61		80
	Reçues d'urgence à la porte de l'hôpital . . 8		
	Transférées des salles de l'hôpital.	Services de médecine 10	
		Services de chirurgie 1	
Sorties au 30 avril 1855 73			80
Restant dans les salles au 30 avril. 7	Sur lesquelles 6 accouchées . . .	7	
	Id. 1 non accouchée.		
Mariées 2			80
Non mariées 78			
Age.	Avant 20 ans 3	Ce qui donne en moyenne 25 ans et 7 mois.	80
	De 20 à 25 44		
	De 25 à 30 22		
	De 30 à 35 7		
	De 35 à 40 3		
	A 44 1		

Constitutions. .	Forte.	43	80
	Moyenne	17	
	Faible	20	
Tempéraments.	Lymphatique	22	80
	Sanguin.	38	
	Lymphatico-sanguin.	13	
	Nerveux.	7	
Professions. . .	Domestiques.	51	80
	Journalières	7	
	Couturières. , ...	18	
	Prostituées.	4	

Lieux de naissance. . . . .
Gironde. . Bordeaux. 8
Hors Bordeaux 14
Landes 8
Basses-Pyrénées. 8
Charente-Inférieure 6
Dordogne. 5
Charente 5
Hautes-Pyrénées 5
Lot-et-Garonne. 3
Haute-Garonne 3
Vendée 2
Lot. 2
Ariège. 2
Pyrénées-Orientales. 1
Creuse. 1
Vienne. 1
Cher 1
Corrèze 1
Cantal. 1
Paris. 1
Espagne. 1
Porto-Rico. 1
80

Accouchées au 30 avril 1855.
Le premier jour de leur entrée. 49
Le deuxième jour 7
Le troisième jour. 4
Jours suivants. 17
77

Sorties guéries de maladies survenues pendant la grossesse . . . .
Hémorrhagie 1
Rétroversion. 1

Non accouchée au 30 avril 1
80

Grossesses ...
- Première 36
- Deuxième 30
- Troisième . . . . 10 } 80
- Quatrième 1
- Cinquième 3
- Simples . . . . 75 } 77
- Doubles 2
- A terme . . . . 69 } 77
- Avant terme 8

Bassins . . . . . .
- A l'état normal . . . . 76 } 77
- Rétréci dans tous ses diamètres 1

Accouchements
- De jour . . . . 42 } 77
- De nuit 35
- Présentations . .
  - Du vertex.
    - En position occipito-iliaque gauche. 65
    - En position occipito-iliaque droite . . 7
  - Du *siége* 2
  - Des *genoux* 1
  - Des *pieds* 3
  - Du *tronc*, plan latéral gauche, sortie du bras, etc . 1
  } 79 (Egale, y compris les grossesses doubles.)
- Naturels 71
- Compliqués . .
  - De dilatation très-lente du col . . 3
  - De prolapsus du cordon 1
- Artificiels
  - 3 forceps.
    - Présentation des genoux, tête retenue au détroit supérieur 1
    - Inertie de l'utérus 2
  - 1 version 1
  } 79
- Durée du travail.
  - Le plus court . 1 hre
  - Le plus long . . 36
  En moyenne 6 h. ¹/₄
- Délivrance . . . .
  - Naturelle . . . . 76 } 77
  - Artificielle 1
- Placentas
  - Ordinaires . . . . 53 } 77
  - En raquette . . . , ... 22
  - Doubles 2
  - Poids.
    - Le plus faible. 350ᵍ
    - Le plus fort . . 800
    En moyenne 557 grammes.
- Cordons.
  - Le plus long 0,88ᶜ
  - Le plus court 0,20
  En moyenne 53 centimètres.

Suites de couches......

  Heureuses. 54

  Compliquées d'accidents divers combattus avec succès. 15

Fatales.

Par suite de métro-péritonites ayant pour cause :

1º Syphilis constitutionnelle. 1

2º Adhérence de l'ovaire gauche hypertrophié, plein de kystes purulents et dévié dans le cul-de-sac recto-vaginal du péritoine. 1

3º Hémorrhagie très-abondante 12 heures après l'accouchement. 1

4º Application de forceps, le bassin étant retiré dans tous ses diamètres. 1

5º Influence inconnue. . . . 2

1º Grossesse double : hémorrhagie après la sortie du premier enfant, le second se présentant par le bras. Version : accidents gastro-intestinaux, perforation de l'estomac. . . 1

2º Anasarque générale dès le début de la grossesse, hydropisie ascite, gêne extrême de la respiration, adhérence générale des plèvres. 1

} 77

Avortons de six à sept mois. 2

Morts-nés. 9

Nés avant terme, chétifs, non viables. . . 8

Nés viables. 60

} 79

Enfants. . . . . .

Sexe masculin, 39.

Poids du garçon le plus fort, 4,700 gram. . .

Poids du garçon le plus faible, 2,650 gram. . .

En moyenne, 3,398 gram..

Enfant le plus long, 0,056 cent. . . . . . .

Enfant le plus court, 0,42 cent. . . . . . .

En moyenne, 0,488m ; du sommet à l'ombilic, en moyenne, 0,253m ; ce qui place l'insertion ombilicale du cordon 0,009m au-dessous de la moitié supérieure de la longueur totale de l'enfant.

Enfants.....
{
Sexe féminin, 40.
{
Poids de la fille la plus forte, 4,500 gram. . } En moyenne, 3,132 gram.
Poids de la fille la plus faible, 2,300 gram. .

Fille la plus longue, 0,55 cent. . . . . . . } En moyenne, 0,48 cent.; du sommet à l'ombilic, en moyenne, 0,24 cent.; ce qui place l'insertion ombilicale du cordon juste à la moitié de la longueur totale de l'enfant.
Fille la plus courte, 0,40 cent. . . . . . .

Vaccinés. 15
Transférés à l'hospice des Enfants abandonnés . . . . 12 } 79
Sortis avec leur mère. 42
Morts 19
Restant dans les salles au 30 avril 1855. . 6
}

Comme on vient de le voir, la clinique obstétricale, dès la première année, a fourni des observations nombreuses (quatre-vingts), qui, bien étudiées, ont pu donner aux élèves de précieux enseignements pratiques.

Quatre-vingts femmes, pour la plupart sur le point d'accoucher (quarante-neuf sont accouchées le jour même de leur entrée et dix le lendemain), ont été reçues; la Maternité nous en a envoyé soixante et une, huit sont entrées d'urgence, dix sont venues des salles de médecine de l'hôpital. Sur ce nombre, une seule présentait un état grave : elle était atteinte d'une hydropisie ascite datant du début de sa grossesse; trois avaient la fièvre intermittente, une présentait des symptômes de phthisie; les autres ne méritent aucune mention particulière. Une seule malade nous est venue d'un service chirurgical. Cette femme, d'un tempérament lymphatique nerveux, et offrant tous les caractères d'une faible constitution, enceinte pour la deuxième fois, était dans des conditions de santé très-défavorables. Lorsque sa grossesse commença, elle présentait, en effet, un anus contre nature consécutif à une opération de hernie crurale droite étranglée ; elle digérait très-mal ; cependant, malgré ce concours fâcheux de circonstances, la gestation a pu se continuer jusque vers le milieu du neuvième mois. Elle est heureusement accouchée pendant la nuit du 10 au 11 février 1855, après quatre heures d'un travail régulier, l'enfant se présentant par le vertex en position occipito-iliaque gauche antérieure. Il est à remarquer que l'utérus a fait seul tous les frais de l'expulsion ; les contractions volontaires des muscles abdominaux ne l'ayant pour ainsi dire pas secondé, l'anus contre nature n'a éprouvé aucun tiraillement, aucune traction douloureuse durant le travail.

La délivrance a suivi de près l'accouchement (vingt minutes) ; le placenta pesait 450 grammes ; le cordon était long de 60 centimètres ; l'enfant, du sexe masculin, chétif mais bien conformé, pesait 2,400 grammes, et avait 52 centimètres de long, ce qui dépasse de 32 millimètres la longueur moyenne des enfants observés dans notre service.

Les suites des couches ont été très-heureuses : l'utérus est bien revenu sur lui-même, les lochies ont coulé normalement, la montée du lait a été faible et n'est arrivée que le cinquième jour ; la malade, aussi bien remise que possible, vu son état antérieur, a pu quitter l'Hôpital douze jours après l'accouchement.

Du 1er mai au 28 août 1854, bien que nous ne fussions arrivés qu'au tiers de l'année, nous avions déjà reçu trente-sept femmes, presque la moitié des admissions de l'année entière. Pendant les vacances et le semestre d'hiver, le service s'est un peu ralenti, pour reprendre avec activité au 1er avril dernier, mois pendant lequel nous avons eu dix accouchements.

Les femmes en couches se livrent avec répugnance à l'examen de plusieurs étudiants réunis; aussi a-t-on eu le soin de n'en laisser arriver près d'elles que quatre ou cinq à la fois. Cette mesure utile évite l'impression morale toujours fâcheuse qu'occasionnerait la présence d'un plus grand nombre. J'ai souvent vu le travail de l'accouchement normal s'arrêter presque subitement à l'arrivée des élèves, pour reprendre avec force aussitôt après leur départ. Cette observation est signalée dans le *Traité d'accouchement* de M. Velpeau (t. Ier, p. 431); elle avait précédemment été faite par Baudelocque.

L'administration, qui reçoit chaque année à l'hôpital de la Maternité de Bordeaux environ trois cent cinquante femmes en couches, admet en assez grande proportion des femmes mariées pauvres. Aussi a-t-elle fait choix, pour les envoyer à la clinique, des filles enceintes qui se présentent à cet hôpital, épargnant ainsi à d'honnêtes mères de famille l'obligation pénible d'accoucher en présence de plusieurs étudiants. Nous avons eu, sur quatre-vingts réceptions, deux femmes mariées seulement.

La plus jeune de nos malades avait dix-sept ans; la plus âgée, quarante-quatre ans.

C'est de vingt à vingt-cinq ans que se trouve la plus

grande proportion des grossesses que nous avons observées (quarante-quatre sur quatre-vingts); de vingt-cinq à trente, nous en avons eu vingt-deux. Six sur sept de nos accouchées avaient donc de vingt à trente ans.

Le tempérament sanguin a été presque de moitié (trente-huit sur quatre-vingts); le lymphatico-sanguin, d'un sixième (treize sur quatre-vingts); le lymphatique, d'un quart (vingt-deux sur quatre-vingts); le nerveux, d'un onzième.

Les constitutions fortes ont dépassé la moitié (quarante-trois sur quatre-vingts). Les personnes admises étaient pour la plupart de la campagne, et habituées dès l'enfance à des travaux en plein air, qui développent les systèmes musculaire et sanguin. Mais elles nous arrivaient dans des conditions qui voilaient, jusqu'à un certain point, les apparences du tempérament dont elles offraient les caractères avant la grossesse. Les souffrances morales et physiques de l'état de gestation, les digestions difficiles, incomplètes, la misère qu'entraîne l'absence du travail devenu impossible, le désir de voir la grossesse s'arrêter en chemin, souvent suivi de manœuvres coupables et parfois criminelles, avaient enlevé à ces constitutions toute leur force. Le tempérament sanguin avait dû perdre une partie de ses attributs sous l'influence de la grossesse même, qui entraîne presque toujours un certain degré d'hydrohémie. (Cazeaux; *Traité de l'Art des Accouchements*, p. 310.)

Par les mêmes causes, j'ai vu le poids moyen des

enfants nouveau-nés être au-dessous de celui signalé par beaucoup d'auteurs.

Les jeunes filles en service, éloignées de leur famille, livrées à elles-mêmes dans une grande ville, sont beaucoup plus exposées que toutes autres à des écarts de morale ; aussi en avons-nous eu cinquante et une sur quatre-vingts. Les couturières viennent en seconde ligne : elles étaient au nombre de dix-huit. Les prostituées ne figurent sur notre tableau que pour un vingtième : quatre seulement ont été reçues. Cependant, à Bordeaux, le nombre en est considérable ; mais chez elles l'effluxion est fréquente et la gestation rare.

Le département de la Gironde a fourni le quart de nos malades (sur cette proportion, Bordeaux figure pour les deux tiers). Les départements des Landes et des Basses-Pyrénées, chacun un dixième. Ceux de la Charente, de la Charente-Inférieure, de la Dordogne et des Hautes-Pyrénées, chacun un seizième. Le reste se divise entre quatorze départements.

Nombre de grossesses.

Sur les quatre-vingts femmes reçues à la clinique, moins de la moitié, trente-six seulement, étaient primipares ; trente avaient accouché une première fois ; dix étaient arrivées à leur troisième grossesse ; une à la quatrième, et trois à la cinquième.

Nombre d'accouchements.

Du 1er mai 1854 au 30 avril 1855, nous avons eu soixante-dix-sept accouchements. Soixante ont eu lieu du premier au troisième jour de l'entrée des malades ; dix-sept à des époques qui ont varié de trois jours à deux mois. Le règlement porte que les femmes ne doivent être reçues qu'au terme de la grossesse ; cependant, il est heureux que quelques-unes d'entre elles aient été admises à une époque moins avancée, parce que MM. les élèves ont pu observer les phénomènes qui accompagnent la marche de la gestation, de même que ceux qui précèdent et annoncent l'accouchement. Il est surtout de la plus haute importance qu'ils s'habituent au toucher, car j'en ai vu qui, arrivés à la fin de leurs études médicales, étaient incapables de se rendre compte des symptômes fournis par le col de l'utérus pendant la gestation.

Des trois malades non accouchées que nous avons eues, l'une était encore à la clinique au 30 avril dernier. Quant aux deux autres, la première, enceinte pour la deuxième fois, était entrée au cinquième mois de sa grossesse pour une hémorrhagie peu abondante causée par un excès de travail. La position horizontale, des boissons acidulées, l'extrait de rathania, l'ergotine en potion, et des lavements laudanisés ont suffi pour la guérir. J'ai su depuis que la grossesse était arrivée à terme sans aucun accident.

La seconde, âgée de trente-cinq ans, d'un tempé-

rament lymphatique et nerveux, était au commencement du troisième mois de sa seconde grossesse, lorsque, montant un escalier chargée d'un poids assez
lourd, elle glissa; pendant l'effort qu'elle fit pour se
retenir, elle éprouva un craquement suivi d'une vive
douleur dans les reins et le bas-ventre; la marche
devint difficile et elle ressentit le besoin presque
continuel d'aller à la garde-robe; une perte rouge
peu abondante se déclara.

Après huit jours de repos, l'état de cette femme ne
s'étant pas amélioré, elle entra à la clinique (23 juillet 1854).

A son arrivée, le pouls était petit, concentré et
rapide, la face pâle; l'hypogastre, douloureux, se lais-
sait profondément déprimer. Le col utérin était appliqué par sa face antérieure contre la symphyse pubienne; à la direction de son orifice, l'on aurait pu
supposer l'utérus tout entier dans la position verticale;
mais en passant le doigt en arrière du col, je trouvai
un sillon transversal, puis une tumeur arrondie volumineuse, s'étendant jusqu'à la partie antérieure et
inférieure du sacrum, contre lequel elle était fortement appuyée. Le diagnostic ne pouvait être douteux :
il s'agissait d'une rétroflexion.

Je prescrivis une petite saignée du bras, des boissons
délayantes, des lavements laudanisés et le repos au lit.

Le surlendemain, un mieux sensible me permit de
tenter la réduction. Pour cela, j'introduisis deux doigts
dans le vagin, je les glissai à plat, aussi loin que possible, sur la face postérieure de l'utérus, près de son

point de contact avec le sacrum ; j'exerçai une pression dirigée de bas en haut et d'arrière en avant : l'obstacle céda bientôt, suivit la courbure du sacrum, franchit le promontoire, et l'utérus reprit sa direction normale, suivant l'axe du détroit supérieur.

Il fut facile ensuite de sentir le col occuper le milieu de la cavité pelvienne.

Quelques jours de repos suffirent pour compléter la guérison.

Cette observation présente un véritable intérêt, surtout quand on pense aux dangers de la rétroversion pendant la grossesse.

« Si l'utérus, dit M. Jacquemier (*Manuel des Accou-* » *chements,* tome Ier, p. 395), n'est pas replacé, soit » par l'art, soit par les progrès de la grossesse, en » continuant à se développer, il s'incarcère dans l'ex- » cavation pelvienne et ne peut plus s'échapper par le » détroit supérieur qui est plus étroit. Dans un cas » rapporté par Hunter, la malade ayant succombé, » l'utérus était tellement enclavé, qu'il fallut inciser la » symphyse pour le replacer; il en a été de même » dans un autre cas recueilli par M. Wilmer. »

L'une des premières indications dans la rétroversion, est de vider la vessie; mais notre malade a pu uriner sans le secours de la sonde ; la miction, quoique fréquente, s'accomplissait assez bien. La malade ayant la diarrhée, le rectum était vide. Le décubitus sur le ventre, recommandé par Burns [1], était insupportable.

---

(1) Jacquemier, ouvrage déjà cité, tome Ier, p. 399.

Certains veulent que la femme soit appuyée sur les coudes et les genoux, favorisant ainsi la réduction par la position même. Mais je crois plus convenable, comme le recommande M. Moreau [1], de la tenter, la femme étant couchée sur le dos, les genoux un peu relevés. On peut avec deux doigts pousser le fond de l'utérus par le rectum, et tirer, en bas et en arrière, le col saisi par deux doigts de l'autre main, ou bien encore, comme Baudelocque [2], introduire dans le vagin un pessaire pour agrandir la surface qui repousse l'organe déplacé. M. Evrat [3] se sert d'une baguette longue de trente centimètres, rendue volumineuse à son extrémité par un tampon qu'il a le soin d'enduire d'un corps gras.

Si à l'aide de la méthode très simple que j'ai préférée, je n'avais pas réussi, j'aurais mis en usage l'un des procédés que je viens d'indiquer.

Grossesses simples et doubles.

« Les grossesses doubles, dit M. Cazeaux *(Traité » de l'Art des Accouchements, 3e édit., p. 152), sont » assez fréquentes; on en rencontre une à peu près » sur soixante-dix ou quatre-vingts. » D'après Mme Lachapelle [4], il résulte d'un relevé fait sur quinze mille quatre cent quatre-vingt-un accouchements, une

---

[1] *Traité pratique des Accouchements*, t. Ier, p. 223.
[2] *Art des Accouchements*, 3e édition, p. 120.
[3] *Manuel des Accouchements*, de M. Jacquemier, t. Ier, p. 400.
[4] *Pratique des Accouchements*, t. Ier, p. 498.

grossesse double sur quatre-vingt-douze. A notre clinique, la proportion a été d'une sur trente-huit. Nous
avons eu deux grossesses doubles; la première fera le
sujet d'une observation rapportée dans le cours de ce
travail. J'ai observé la seconde chez une fille de vingt-
quatre ans, bien constituée, enceinte pour la troisième
fois, accouchée très-heureusement de deux enfants du
sexe masculin, venus à une demi-heure d'intervalle,
tous les deux en position occipito-iliaque gauche antérieure. Ils étaient petits, mais bien conformés, et surtout d'une ressemblance frappante; ils pesaient juste
1,500 grammes chacun, et avaient, l'un trente-sept,
et l'autre trente-cinq centimètres de longueur. Ils ne
paraissaient pas être arrivés à terme, et moururent
tous les deux trois heures après l'accouchement.

La délivrance fut naturelle; les membranes des deux
œufs adhéraient dans une grande étendue. (Voir page
34, article *Placentas.*)

Les suites de couches furent très-heureuses, et la
malade sortit au bout de huit jours.

État du Bassin.

Sur nos soixante-dix-sept accouchées, une était
atteinte d'angustie pelvienne sans qu'aucun symptôme
ait pu faire soupçonner cette disposition fâcheuse avant
le terme de la grossesse ([1]).

Je ne signale ce fait que pour montrer une fois de

([1]) Voir aux Observations.

plus combien notre clinique a été riche en cas exceptionnels; car, d'après M. Villeneuve, il n'y aurait qu'un bassin vicié sur deux cent quatre-vingt-quatorze. En calculant sur trente-sept mille huit cent quatre-vingt-quinze accouchements pratiqués par Mme Lachapelle, j'ai trouvé un bassin vicié sur six cent quarante-deux ([1]).

Quarante-deux accouchements ont eu lieu le jour et trente-cinq la nuit.

Ces nombreux accouchements de jour ont rendu l'instruction pratique des élèves beaucoup plus facile; ils ont pu observer très-souvent les différents temps du travail.

Présentations.

Présentation du vertex. — Les soixante-dix-sept femmes accouchées ont donné naissance à soixante-dix-neuf enfants. La présentation du vertex a eu lieu soixante-treize fois, ce qui donne la proportion de douze fois sur treize accouchements, tandis que d'après Mme Boivin, c'est vingt-huit fois sur vingt-neuf. M. Paul Dubois l'a observée dix-huit fois sur dix-neuf.

La position occipito-iliaque gauche, la plus commune de toutes, a eu lieu soixante-six fois, tandis que la position occipo-iliaque droite n'a eu lieu que sept fois. Dans ces positions, l'occiput a été en rap-

---

([1]) Naegelé est le premier qui ait décrit, d'une manière exacte, le bassin rétréci dans tous ses diamètres.

port avec différents points de chacune des moitiés la-
térales du bassin ; à gauche, il a presque toujours été
dirigé vers l'éminence iléo-pectinée (première position) ; à droite, il a été le plus souvent tourné en
arrière vers la symphyse sacro-iliaque.

Présentation de l'extrémité pelvienne. — Nous
avons eu cinq présentations de l'extrémité pelvienne,
ce qui donne la proportion d'une fois sur quinze accouchements.

Mme Lachapelle avait observé mille trois cent quatre-vingt-dix fois cette présentation sur trente-sept
mille huit cent quatre-vingt-quinze accouchements,
ce qui donne la proportion de une sur vingt-sept. —
Mme Boivin, six cent onze fois sur vingt mille cinq
cent dix-sept, ce qui fait une sur trente-trois.

M. Paul Dubois, sur deux mille accouchements, l'a
observée quatre-vingt-cinq fois (une sur trente-trois).
Sur ce nombre, le siége est arrivé le premier une fois
sur trente-sept, et les pieds une fois sur soixante-dix-
sept ; les genoux ne se sont pas présentés une seule fois.
Ce résultat ne surprendra pas, si on se rappelle que
Mme Lachapelle et Mme Boivin n'ont vu qu'une présentation de ce genre : la première, sur trois mille quatre cent quarante-cinq accouchements, et la seconde
sur cinq mille cinquante. Nous devons à un hasard
heureux d'avoir pu observer cette présentation si rare
chez l'une des femmes qui sont entrées à la clinique.

La présentation de l'extrémité pelvienne est fréquemment fatale à l'enfant. D'après Mme Lachapelle,
il en mourrait un sur sept, et un sur onze d'après

M. Paul Dubois, tandis que pour la présentation du sommet, ce ne serait qu'un sur cinquante.

Moins heureux, nous avons eu quatre morts sur cinq ; il est vrai que nous étions dans des conditions spéciales. Ainsi, dans deux cas, la mort avait precédé le travail de l'accouchement. Dans le troisième, il y avait un rétrécissement du bassin qui a nécessité une application de forceps après un long séjour de la tête au détroit supérieur. La mort, dans ce dernier cas, fut occasionnée par une forte compression du cordon.

Présentation du tronc. — Cette présentation est rare. Mme Lachapelle, dans sa longue pratique, l'a observée une fois sur deux cent trente accouchements ; M. Paul Dubois, une fois sur cent soixante-neuf ; Naegelé, une sur cent quatre-vingts ; et Collins, une sur quatre cent seize.

J'ai eu l'occasion d'observer la présentation du tronc dans un cas de grossesse double. Ce genre de grossesse favorise les présentations vicieuses en général, et il n'est pas rare de voir en pareil cas le tronc arriver le premier. Comme l'a observé M. Danyau, un utérus très développé transversalement doit entraîner assez souvent la présentation du bras.

Accouchements naturels, compliqués, artificiels.

Accouchements naturels. — Nous avons eu soixante-onze accouchements naturels. Il nous a été facile de reconnaître, par l'inspection des enfants et par les questions adressées aux mères, que le travail s'était manifesté à diverses époques de la viabilité du fœtus. La grossesse chez les filles est souvent orageuse ; l'intérêt qu'elles ont à cacher leur état amène bien souvent des accouchements prématurés. C'est ce que nous avons été à même de voir dans nos salles.

Nous avons cependant eu des enfants parfaitement développés, et pour lesquels la grossesse semblait avoir dépassé son terme normal (deux cent soixante-dix jours). Nos renseignements près des femmes sur les époques, aussi précises que possible, de la disparition des règles et de la conception, sont venus corroborer cette manière de voir.

L'on connaît, en faveur des grossesses tardives, l'ouvrage d'Antoine Petit, et la vive opposition qu'il trouva chez certains médecins de son temps, et entre autres les attaques de Bouvart. Il a été facile de prouver depuis que les adversaires de A. Petit avaient été trop absolus dans leur opinion. Des expériences faites sur des animaux, celles de Tessier surtout, présentées à l'Académie des Sciences en 1819, ont prouvé que sur cent soixante-onze vaches, qui portent deux cent quatre-vingts jours, la mise bas s'est échelonnée du deux cent quarante et unième au trois cent huitième jour, ce qui donne une différence de soixante-sept jours entre la première et la dernière parturition. Maintenant, si l'on compare la moyenne obtenue, qui est de deux cent soixante-dix-huit jours, avec la durée normale de la gestation, qui est de deux cent quatre-vingts, l'on verra que le part a été devancé en moyenne de deux jours.

Merriman ayant noté avec le plus grand soin la dernière apparition des règles chez cent cinquante femmes, a observé qu'elles avaient accouché du deux cent cinquante-cinquième au trois cent sixième jour de la disparition des règles, et cela d'après des proportions qui donnent une moyenne de deux cent soixante-dix-neuf jours. Mais l'on doit remarquer que l'intervalle qui sépare la disparition des règles de leur retour, est de vingt-quatre jours environ; et si l'on suppose, d'après toute probabilité, que la conception est arrivée en proportion égale à la suite de la dernière apparition des règles, comme avant la menstruation qui aurait dû suivre, nous aurons, en moins de la moyenne obtenue par Merriman, douze jours : d'où il résulte que, pour sa statistique, nous aurions, terme moyen, deux cent soixante-sept jours de gestation. Ainsi, d'après ces recherches, l'accouchement serait, en moyenne, avancé de trois jours.

Si nous avions pu noter avec exactitude l'époque de la conception chez les femmes que nous avons eues à la clinique, je suis persuadé que la moyenne serait encore bien au-dessous du chiffre obtenu par Merriman.

En résumé, je pense que l'accouchement avancé est la règle, et l'accouchement retardé l'exception.

Dans les accouchements naturels, la durée du travail a varié d'une heure à trente-six, et la moyenne obtenue a été de six heures un quart; mais, il faut le dire, cette durée pourrait bien être au-dessous de la vérité, car bien souvent le travail était commencé à l'arrivée des malades, et nous ne pouvions obtenir des renseignements exacts sur son début.

Plusieurs femmes placées dans des conditions de santé défavorables, n'en ont pas moins accouché très-naturellement. J'en citerai une atteinte de diathèse syphilitique; une seconde qui, pendant la grossesse, fut fatiguée par des hémoptysies correspondant aux époques menstruelles; une troisième, phthisique, plusieurs atteintes de fièvre intermittente, quotidienne et tierce; une autre offrit tous les symptômes de l'albuminurie : chez cette femme, le travail fut troublé, mais non interrompu, par quelques attaques (trois) d'éclampsie; enfin, une dernière, hydropique, dont l'accouchement fut très-rapide.

De ces deux dernières femmes, l'albuminurique était peu œdématiée; l'hydropique était infiltrée de toute part, et cependant la première seule a éprouvé des symptômes d'éclampsie.

De nombreuses observations tirées de ma clientelle me portent à croire que les femmes atteintes d'albuminurie sont presque toujours exposées aux attaques d'éclampsie, tandis que celles qui offrent les symptômes de l'anasarque, malgré la gêne que cette maladie apporte dans la circulation et la respiration, sont presque toujours exemptes de ces attaques.

J'ai vu une dame qui, dans quatre grossesses, a été albuminurique; l'éclampsie a accompagné les trois premiers accouchements, et elle est morte au terme de sa quatrième grossesse, les phénomènes nerveux et congestionnels ayant précédé la parturition.

Chez une autre, qui présenta trois grossesses compliquées d'anasarque et d'hydropisie ascite sans albumine dans les urines, les accouchements ont été très-heureux, et chaque fois l'hydropisie a disparu peu de temps après la délivrance.

Je ne dois pas terminer mes Observations sur les accouchements naturels, sans dire que j'ai acquis la preuve que l'utérus faisait souvent seul tous les frais du travail d'expulsion ; que les contractions volontaires les plus énergiques ne faisaient point avancer le travail, l'utérus se contractant faiblement. Dans plusieurs cas, j'ai pu comparer ces deux puissances, et constater la supériorité d'action expulsive de l'utérus sur celle des muscles soumis à la volonté, même lorsque la dilatation du col était complète.

Accouchements compliqués. — Deux fois nous avons eu à lutter contre la rigidité du col ; la dilatation étant arrivée à trois ou quatre centimètres de diamètre, les douleurs énergiques et fréquemment répétées sont restées plusieurs heures sans résultat. Cette résistance a été très-bien distinguée de l'état spasmodique, par M. Cazeaux (art. des *Accouchements*, 4ᵉ édit., p. 678) : « La rigidité est une force passive par laquelle les fi- » bres de l'orifice résistent à la dilatation qu'elles doi- » vent subir. La contraction spasmodique est une force » active par laquelle les fibres se rétractent, diminuent » le diamètre de l'ouverture que présentait auparavant » l'orifice. »

Dans le premier cas, il s'agissait d'une primipare, âgée de vingt-trois ans, bien constituée, d'un tempérament sanguin; dans le second, la malade, âgée de trente-cinq ans, était à sa deuxième grossesse. Dans l'un et l'autre cas, j'avais peu à espérer de l'emploi des moyens qui combattent efficacement l'état spas-modique, tels que la saignée générale, les frictions de balladone sur le col, l'anesthésie.

Les bains prolongés peuvent modifier avantageuse-ment la résistance organique, mais je pensai que le seigle ergoté, provoquant une contraction soutenue et énergique de l'utérus, devait amener un bon résultat. C'est surtout dans les cas de ce genre que l'on doit craindre ces déchirures qui divisent profondément le col dans un point de sa circonférence, et particulière-ment au niveau des commissures. L'on voit, en pareil cas, l'accouchement, d'abord arrêté dans sa marche, se terminer très-promptement lorsque la déchirure a amené un passage suffisant. La rigidité n'étant pas vaincue par les contractions utérines, l'art est obligé d'en venir à ce que produit parfois la nature; seule-ment, au lieu d'une rupture brusque et étendue dans un seul sens, comme cela arrive ordinairement, il emploie le débridement multiple et peu profond. Je pense qne l'on pourrait aussi tenter le massage pour obtenir un relâchement, comme cela a été proposé pour les fibres du sphyncter anal dans les fissures.

Chez la première de nos malades, nous obtînmes, après six heures de résistance, une dilatation suffi-sante, et l'accouchement se termina naturellement.

Quant à la seconde, après de longs efforts, la dila-tation complète fut enfin obtenue; mais aux contractions énergiques succéda l'inertie, et je fus obligé d'en venir à une application de forceps.

Une complication presque toujours fatale à l'enfant, la procidence du cordon, s'est présentée une fois ; mais déjà la tête était arrivée à la vulve, et lorsque la personne qui présidait à cet accouchement s'en aperçut, le travail marchait bien et fut promptement terminé. L'enfant était mort et paraissait avoir succombé à l'asphyxie qu'entraîne la compression du cordon, et non à l'apoplexie ou à l'anémie, comme l'ont pensé certains auteurs.

La compression s'exerce, particulièrement dans les présentations du vertex, sur le cordon tout entier : sa structure en spirale le prouve. Quelques auteurs ont dit cependant que les artères seules étaient comprimées, de manière à empêcher le retour du sang vers le placenta et à entraîner ainsi l'état congestionnel du fœtus.

D'autres ont pensé, au contraire, que la compression s'exerçait seulement sur la vessie, et que l'anémie ou la syncope mortelle en était la conséquence.

Je ne puis admettre ces deux dernières opinions, et je crois à l'asphyxie dans la procidence du cordon, parce que cet organe, étant comprimé tout entier, il y a presque toujours interruption complète de la circulation fœto-placentaire, et, par conséquent, arrêt de l'hématose.

La procidence du cordon est rare ; M. Jacquemier dit qu'elle a lieu une fois sur cent soixante-dix accouchements ; Mme Lachapelle, d'après ses relevés, l'aurait observée une fois sur trois cent quatre-vingt-un. Churchill, qui a calculé sur quatre-vingt-dix mille neuf cent quatre-vingt-trois accouchements, dit qu'elle eut lieu trois cent vingt-trois fois, ce qui fait une fois sur deux cent quatre-vingt-deux. Dans ces trois cent vingt-trois cas de procidence, deux cent vingt enfants étaient morts-nés, ce qui donne une terminaison fatale deux fois sur trois.

Le prolapsus du cordon s'observe surtout lorsque le fœtus est peu volumineux, que les eaux sont abondantes. Il est également favorisé par l'insertion du placenta près du col, par l'obliquité de l'utérus, par une longueur plus qu'ordinaire du cordon. Dans le cas qui nous occupe, l'accouchement a eu lieu chez une femme de trente ans, bien constituée, d'un tempérament sanguin, enceinte pour la seconde fois. L'utérus étant légèrement obliqué à droite, le travail a été rapide (quatre heures), la poche des eaux a été rompue peu de temps avant l'arrivée de la tête sur le plancher du bassin ; l'enfant, du sexe féminin, était en position occipito-iliaque gauche antérieure, bien constitué et à terme, long de 47 centimètres, et pesait 3,050 grammes. La placenta, d'un volume ordinaire, était en raquette, et le cordon, long de 51 centimètres.

Comme on vient de le voir, il est rare de sauver la vie à l'enfant lorsque l'on a à combattre un accident aussi grave. La marche avancée du travail ne permettait pas de tenter autre chose que l'application du forceps, si l'on eût pu agir à temps.

Accouchements artificiels; versions; forceps.

Version. — Pendant l'année qui vient de s'écouler, la version n'a été pratiquée qu'une seule fois. Le danger de cette manœuvre pour l'enfant est bien connu, et résulte des statistiques faites par les divers accoucheurs. Mme Boivin en cite cent soixante-onze cas, sur vingt mille cinq cent dix-sept accouchements, ce qui donne la proportion de un sur cent vingt; elle a perdu un enfant sur six. Mme Lachapelle en a eu cent soixante-deux sur vingt–deux mille deux cent quarante–trois, ce qui fait un cas sur cent trente-sept; il est mort un enfant sur trois. Riecke de Wurtemberg, sur deux cent dix-neuf mille trois cent cinquante-trois accouchements, a compté trois mille cent vingt versions, ce qui fait une sur soixante–dix; le nombre des morts a dépassé la moitié.

Quant au cas observé dans mon service, il s'agissait d'une grossesse double, le deuxième enfant arrivant en présentation de l'épaule gauche, position céphalo-iliaque gauche. Une hémorrhagie assez abondante existait depuis la sortie du premier enfant; le bras était tout entier dans le vagin lorsque cette malade arriva. En mon absence, M. Penenguer, chef interne de l'hôpital, pratiqua la version pelvienne, l'enfant étant déjà mort. Nous reviendrons sur cette observation.

Application de forceps. — J'ai été dans l'obligation d'appliquer trois fois le forceps. Dans le premier cas, il s'agissait d'une présentation de l'extrémité pelvienne, la tête étant arrêtée au détroit supérieur d'un bassin rétréci. (Voir aux *Suites de Couches*, pag. 37.)

La seconde fois, j'eus à terminer l'accouchement par suite d'inertie de l'utérus.

La malade, âgée de trente-cinq ans, domestique, forte et bien constituée, avait eu une première grossesse, suivie d'un accouchement naturel, dix ans avant. Entrée à la clinique le 11 janvier 1855, elle éprouvait depuis dix à douze heures les douleurs de l'enfantement; la tête, plongée dans l'excavation, était en position occipito-iliaque gauche antérieure, et la dilatation du col très-étendue. Les douleurs, longtemps énergiques, avaient amené la rupture de la poche des eaux. La dilatation se compléta, et tout fit espérer un très-prochain accouchement, lorsque tout à coup les douleurs s'affaiblirent, devinrent très-courtes, et cessèrent de porter. L'impatience, l'irritabilité, des mouvements désordonnés succédèrent au calme et à la résignation. L'administration de 15 décigrammes de seigle ergoté, dans une potion anti-spasmodique, tempéra cet état, réveilla les contractions; mais ce bon résultat fut de peu de durée. La présence prolongée de la tête, presque apparente à la vulve, provoqua de la turgescence dans les grandes lèvres et le périnée, l'orifice du vagin prit une teinte violacée : la malade réclamait l'intervention de l'art. En pareil cas, il eût été dangereux d'attendre plus longtemps. Je me décidai donc à agir. La position occipito-pubienne de la tête me permit de faire assez facilement l'application du forceps. Je retirai un enfant vivant, bien conformé et fort, du sexe féminin, pesant 3,400 grammes, long de 51 centimètres.

L'utérus revint presque immédiatement sur lui-même ; la délivrance naturelle eut lieu une demi-heure après l'accouchement ; le placenta pesait 550 grammes, le cordon était long de 56 centimètres.

Les suites de couches furent tellement naturelles, que je crois inutile d'entrer dans d'autres détails.

Après douze jours, l'accouchée put sortir avec son enfant.

J'ai fait la troisième application de forceps chez une femme âgée de vingt-huit ans, d'un tempérament lymphatique et d'une constitution faible, enceinte pour la seconde fois. Entrée à la clinique le 12 février, à dix heures du matin, elle avait éprouvé les premières douleurs depuis le milieu de la nuit précédente. Le col, très-haut et très en arrière, était presque effacé et entr'ouvert, les douleurs étaient faibles et rapprochées. Les eaux s'écoulèrent une heure après son arrivée.

La grossesse avait été heureuse ; mais depuis cinq ou six jours, la malade ne sentait plus les mouvements du fœtus. L'auscultation pratiquée avec soin nous donna la presque certitude qu'il était mort, car nous ne pûmes entendre les battements du cœur.

Les douleurs continuèrent tout le jour ; la tête s'engagea au détroit supérieur dans la position occipito-iliaque droite postérieure, et le soir elle plongeait assez bas dans l'excavation pelvienne. Pendant toute la nuit, les douleurs furent très-rapprochées, et le 1er, au matin, le col était largement dilaté, la tête beaucoup plus basse ; les pariétaux se laissaient facilement déprimer. Je ne doutai plus de la mort du fœtus, qui devait avoir déjà subi un commencement d'altération. C'est probablement à cet état de flaccidité que nous dûmes le maintien de l'occiput en arrière et la rotation postérieure. Les contractions se soutinrent assez énergiquement jusque vers trois heures de l'après-midi ; à partir de ce moment, elles s'affaiblirent et s'éloignèrent. Toutes les demi-heures, je fis donner à la malade un paquet de 50 centigrammes de seigle ergoté pulvérisé ; elle en prit ainsi deux grammes, mais les douleurs restèrent lentes et faibles ; vers neuf heures du soir, après deux jours de travail, j'en vins à l'application du forceps : la position occipito-sacrée ne changea rien au mode d'introduction ordinaire des branches ; je les appliquai sans difficulté. La tête étant bien saisie et la face tournée en avant et en haut dans le sens de la petite courbure de l'instrument, je comprimai assez fortement, dans le but de conserver et d'exagérer même autant que possible la flexion de la tête, puis je tirai modérément, faisant glisser l'occiput dans la gouttière périnéale. Je l'amenai ainsi à l'orifice de la vulve, et aussitôt, la nuque appuyée sur la commissure postérieure des grandes lèvres, j'abaissai graduellement le forceps, et la face se dégagea peu à peu au-dessous de l'arcade pubienne.

L'enfant étant mort depuis plusieurs jours, je ne voulus pas faire de tractions, dans la crainte que l'utérus, vidé trop subitement, ne réagît pas et qu'il s'en suivît une hémorrhagie. Les contractions arrivèrent bientôt, le fœtus fut expulsé, et le placenta sortit vingt minutes plus tard ; la malade éprouva un frisson accompagné d'un tremblement prolongé ; mais on en diminua l'intensité en lui faisant prendre une infusion de tilleul et en la mettant dans un lit chaud. L'enfant, mort depuis plusieurs jours, assez bien développé et à terme, était maigre ; l'épiderme se détachait facilement dans plusieurs points. Il pesait 2,500 grammes et était long de 50 centimètres. Le placenta pesait 400 grammes ; il portait des traces de décollement antérieur au travail ; le cordon était long de 57 centimètres.

Cette malade a éprouvé pendant plusieurs jours des douleurs hypogastriques, l'utérus était volumineux ; un mouvement fébrile assez prononcé a duré plusieurs jours ; la montée du lait a été très-faible. Ces légers accidents ont été combattus avec succès, mais cette femme est revenue lentement à la santé et n'a pu quitter l'Hôpital que le 18 mars, vingt-huit jours après l'accouchement.

Délivrance.

Une seule fois sur soixante-dix-sept, la délivrance artificielle a été nécessaire. M. le Chef interne fut appelé près de la malade, fille de vingt-trois ans, forte et d'un tempérament sanguin, primipare. Les douleurs de l'accouchement avaient été très-rapprochées et énergiques ; le travail s'était terminé au bout de quatre heures par la naissance d'un enfant du sexe féminin, long de 47 centimètres et pesant 3,950 grammes.

L'utérus était revenu presque immédiatement sur lui-même; le cordon résistant aux tractions méthodiques qui furent tentées, M. le Chef interne porta la main dans l'utérus et en retira un arrière-faix très-volumineux pesant 800 grammes; son volume et un état spasmodique du col s'étaient opposés à sa sortie naturelle.

Les suites de couches furent très-heureuses et ne retinrent la malade que huit jours à l'Hôpital.

D'après Smellie, la délivrance artificielle a été nécessaire une fois sur cinquante. Merriman donne la proportion d'une sur soixante-dix-sept. Ramsbotham, une sur cent trente-quatre. D'après M. Cazeaux, ce serait environ une sur deux cents.

L'utérus, après l'expulsion du fœtus, revient sur lui-même, et présente, par le retrait de ses parois, une surface beaucoup moins étendue. Le placenta, dont le mode d'organisation n'a pu suivre ce mouvement, se décolle par un véritable glissement. Pour qu'il ne puisse accompagner l'utérus revenant sur lui-même, « quelques auteurs, dit M. Cazeaux (*Art des* » *Accouchements*, 4ᵉ édit., p. 957), veulent qu'après » la naissance de l'enfant, on applique toujours une » ligature sur l'extrémité placentaire du cordon, dans » le but unique de faciliter le décollement du placenta. » On s'explique alors la facilité de la séparation, dit » M. Stoltz, par la pesanteur, la turgescence de cet » organe, que l'on trouve gorgé de sang après qu'il a » été expulsé. »

Cette précaution m'a toujours paru inutile; peu de

praticiens la mettent en usage, et je ne puis partager l'opinion de l'auteur que je viens de citer, lorsqu'il croit « que cette pratique n'a jamais d'inconvénient ([1]). » L'inconvénient, selon moi, résulte de cette turgescence, de cette stase du sang retenu dans le placenta par la ligature, qui s'oppose à son écoulement. Dans cet état, il présente à l'orifice du col, déjà resserré, un large disque peu malléable, au milieu duquel est implanté le cordon, sur lequel on tirera, et qui cèdera à la traction beaucoup moins facilement que s'il était devenu souple par l'écoulement du sang qu'il contient.

Lorsqu'il est dégorgé, cet organe se replie facilement sur lui-même et obéit à l'impulsion qui lui est donnée par les tractions méthodiques de l'accoucheur.

Je suis partisan de la délivrance immédiate, c'est-à-dire de celle qui suit de près le retrait de l'utérus. On n'a pas besoin d'attendre que les contractions aient été annoncées par des tranchées utérines : on attendrait souvent beaucoup trop. Il suffit d'avoir une main placée sur l'hypogastre et de sentir la diminution de volume et la densité des parois de la matrice, pour opérer sur le cordon les tractions qui doivent seconder la délivrance naturelle.

Placentas.

Nous avons eu deux arrière-faix doubles sur soixante-dix-sept. Dans le premier, les deux placentas

---

[1] Ouvrage cité, p. 957.

réunis, presque confondus, présentaient un gâteau ovalaire allongé, séparé, dans son plus petit diamètre, par l'adossement et l'adhérence des membranes, formant ainsi la séparation des cavités particulières à chaque fœtus. Sur ce double placenta, à distance égale de la cloison, s'inséraient d'un côté et de l'autre les deux cordons ombilicaux.

Dans le second, les deux placentas étaient parfaitement ronds et réguliers; ils étaient très-minces et séparés l'un de l'autre par un intervalle membraneux de trois à quatre centimètres. Ils avaient de quinze à seize centimètres de diamètre. Dans ce cas comme dans le premier, les deux œufs réunis par l'adhérence des membranes présentaient deux cavités distinctes et en apparence d'égale étendue. Ils pesaient ensemble 400 grammes, et chaque cordon était long de trente-quatre centimètres, c'est-à-dire d'un bon tiers au-dessous de la moyenne. La délivrance naturelle arriva vingt minutes après le dernier accouchement.

Des soixante-quinze autres placentas, cinquante-trois seulement présentaient l'insertion du cordon à peu près à leur centre, et vingt-deux, presque le tiers, étaient en raquette. Dans l'un d'eux, d'un volume remarquable, pesant 800 grammes, le cordon, long de 60 centimètres, était inséré sur les membranes à travers lesquelles les vaisseaux n'arrivaient au bord de l'organe qu'après un trajet de 4 centimètres.

Le plus petit placenta que nous ayons observé pesait 350 grammes, et le plus volumineux 800; la moyenne a été de 557, terme très-normal.

Nous avons plusieurs fois observé des foyers hémorrhagiques, de véritables apoplexies placentaires, des
décollements partiels. Dans certains cas, plusieurs co-
tylédons étaient atrophiés, pâles, d'un blanc jaunâtre
ou d'un tissu grisâtre cartilaginifié, criant sous le scalpel. On y retrouvait cependant des traces de l'organisation vasculaire primitive.

Nous avons pu étudier les différents degrés de ces
transformations. A ces états morbides du placenta cor-
respondaient presque toujours une constitution faible,
chétive, maigre et décolorée du fœtus.

Cordons.

Les cordons ont présenté en moyenne une longueur
de 0^{m}53, terme normal, puisque d'après M. Cazeaux,
cette longueur doit varier de 0^{m}50 à 0^{m}60, et d'après
M. Jacquemier, elle doit être à peu près égale à la
longueur du fœtus (0^{m}50 à 0^{m}60).

L'on a vu des cordons d'une longueur exagérée,
puisque l'on en cite de 1^{m}75. Pour nous, le plus long
a été de 0^{m}88, et le plus court, chose assez rare, n'en
avait que 0^{m}20 ; nous l'avons trouvé chez une fille de
vingt et un ans, primipare, forte et bien constituée ; l'enfant, peu volumineux, pesait 2,550 grammes, sa longueur était de 0^{m}47 ; comme on le voit, le cordon
était plus court que la moitié du corps de l'enfant, de
0^{m}035 ; aussi, risquait-il d'entraîner le placenta ou
de se rompre au moment de la sortie du fœtus. Je
pourrais réunir ici des exemples de cordons plus

courts encore; les auteurs en citent plusieurs cas. Je me bornerai à ce passage de M. Cazeaux [1]: « On en a » vu (des cordons) qni offraient depuis 0ᵐ16 jusqu'à » 1ᵐ53; quelques- uns, beaucoup plus rares, avaient » jusqu'à 1ᵐ75 de longueur. J'ai accouché une femme, » le 23 juin 1841, à l'aide du forceps; la tête avait » été retenue au-dessous du détroit supérieur, le cor- » don n'avait que 0ᵐ23; ces extrémités sont très- » rares. »

Nous n'avons pas eu de cordons courts accidentel- lement, soit par des nœuds ou des enroulements sur différentes parties du corps du fœtus; quelques-uns étaient placés en sautoir autour du cou.

La spirale représentée par les vaisseaux enroulés du cordon n'est pas toujours également formée par les deux artères et la veine; celle-ci reste souvent pres- que droite au centre, et les artères beaucoup plus longues l'entourent. J'ai vu un cas très-remarquable dans lequel la régularité de la spirale formait comme un pas de vis; je suis convaincu que les artères avaient deux fois au moins la longueur de la veine qu'elles enroulaient. Nous avons eu souvent l'occa- sion d'observer des cordons gras et maigres, c'est- à-dire que dans quelques-uns la *gélatine de Warthon* était très-abondante, tandis qu'elle était à peu près nulle dans d'autres.

---

[1] *Traité de l'Art des Accouchements*, p. 224.

Suites de couches.

Je distinguerai les suites de couches : 1° en nor-
males ou physiologiques, dans lesquelles tous les phénomènes qui suivent la délivrance ont offert une marche régulière ; 2° anormales ou pathologiques, dans
lesquelles les phénomènes réguliers ont été enrayés
par des maladies diverses.

Cinquante-quatre fois les suites de couches ont été
physiologiques ou naturelles ; aucun accident, aucune
entrave ne se sont opposés à un prompt rétablisse-
ment. Cependant, sur ce nombre, quelques femmes
n'étaient pas dans des conditions favorables. Ainsi,
l'une d'elles a été accouchée à l'aide du forceps, par
suite d'inertie utérine ; une autre, dont j'ai déjà parlé,
était atteinte d'anus contre nature ; une troisième avait
depuis quelques jours la fièvre intermittente quotidienne, qui, à dater de son accouchement, n'a plus
reparu ; une fille prostituée, âgée de vingt-un ans,
d'un tempérament lymphatique, enceinte pour la
deuxième fois, n'en avait pas moins continué son ignoble
métier pendant toute la durée de sa grossesse ; malgré
cette conduite, elle a mis au monde une belle fille pesant 4,100 grammes, les lochies ont coulé régulièrement, la montée du lait a eu lieu sans fièvre, et elle
a pu quitter la clinique sept jours après son accouchement. Sur les cinquante-quatre faits dont je viens de
parler, il y a eu deux présentations du siége, deux
des pieds et quarante-huit du sommet.

Les femmes dont les suites de couches ont été accompagnées d'accidents combattus avec succès, sont au nombre de quinze, ainsi classées :

1° cinq métrites ;

2° trois métro-péritonites ;

3° sept ont eu des accidents divers.

1° *Métrites*. — Des cinq femmes qui ont été atteintes de métrite, quatre étaient âgées de vingt-deux à vingt-quatre ans et primipares ; la cinquième, âgée de trente-cinq ans, était à sa troisième grossesse. Toutes étaient à terme ; elles ont accouché naturellement ; les enfants se sont tous présentés en position occipito-iliaque gauche antérieure, sont nés vivants et bien constitués.

Chez toutes, la délivrance a été heureuse et complète. Aussi, serait-il bien difficile de préciser la cause des accidents qui se sont présentés, d'autant mieux que plusieurs femmes, accouchées dans des conditions moins favorables, n'ont rien éprouvé.

L'invasion a eu lieu deux fois le second jour avant la montée du lait, qui ne s'est pour ainsi dire pas faite dans un cas, et qui s'est montrée le septième jour dans un autre.

Deux sont devenues malades le troisième jour. Chez l'une, la montée du lait a eu lieu le jour même de l'apparition du mal ; chez l'autre, le lendemain. Une seule, après avoir éprouvé la montée du lait le second jour, a été prise de métrite le quatrième.

J'ai toujours remarqué de l'inquiétude, une vive préoccupation morale ; cette préoccupation était sou-

vent augmentée par l'obligation dans laquelle se trouvaient ces filles, pour la plupart domestiques, de gar-
der leur enfant, ayant en perspective au sortir de nos
salles, la misère, le dénûment le plus absolu et l'im-
possibilité de travailler. Cet état moral me paraît avoir
eu la plus sérieuse influence sur le développement des
accidents qui nous occupent.

Le frisson initial a marqué trois fois le début de la
maladie. Les deux autres fois la fièvre a commencé
par de la céphalalgie, de la chaleur accompagnée
de soif vive et de douleur hypogastrique.

Il y a eu chez deux malades des vomissements de
liquides bilieux porracés ; chez deux autres, j'ai observé seulement des nausées ; la cinquième n'a eu ni
nausées, ni vomissements.

Une douleur gravative, tantôt franche, nette, prononcée, tantôt vague, obscure, mal caractérisée,
passant à l'état latent pour se réveiller avec plus ou
moins d'intensité, a eu pour siége l'utérus et ses annexes. Des douleurs de reins et à la partie supérieure
et interne des cuisses ont eu lieu. Cet ensemble de
symptômes a présenté quelquefois une intermittence
irrégulière.

Les traits du visage n'ont pas offert cet abattement,
cette teinte pâle et terreuse, cet aspect grippé qui ca-
ractérise surtout le péritonite ; la face, au contraire, a
été colorée, la tête chaude, douloureuse, le caractère
irritable, le parole brève et saccadée, et à tous ces
symptômes sont venus s'ajouter quelques soubresauts
de tendons, de l'impatience musculaire.

Le pouls, fébrile, assez élevé et parfois petit, concentré, rénitent, irrégulier, a varié de 90 à 120 pulsations.

La peau, chaude et sèche, s'est couverte parfois de
sueur. La langue, souvent sèche au centre, a offert
de la rougeur à la pointe et sur les bords. Le ballonnement du ventre a été presque constant et accompagné de constipation ou de diarrhée; les urines rares,
la miction fréquente, difficile, impossible même, ont
rendu le cathéterisme nécessaire.

Le palper abdominal a provoqué une douleur tantôt
aiguë, tantôt vague dans les régions hypogastriques
et iliaques. L'utérus, volumineux, dévié à droite ou à
gauche, montait chez quelques femmes jusqu'au niveau de l'ombilic. La percussion a fourni ordinairement de la matité dans la partie inférieure du ventre ;
il y a eu du météorisme, mais rarement très-prononcé. Le toucher vaginal a donné la sensation d'une
chaleur élevée, le col était douloureux, boursoufflé,
mou et entr'ouvert.

La perte n'a pas discontinué chez une seule des
malades citées; pour les autres, elle a été variable,
peu abondante et nulle quelquefois; sa couleur a été
rougeâtre ou jaunâtre, d'une apparence séro-purulente
et d'une odeur *sui generis* très désagréable.

Le lait, généralement peu abondant, était appauvri
et presque séreux.

Traitement. — Antiphlogistique au début, la saignée du bras, les saignées locales à l'aide des sangsues, à l'hypogastre, aux fosses iliaques et aux aines,

les cataplasmes émollients laudanisés, les boissons délayantes, les potions calmantes, le seigle ergoté, surtout lorsque l'utérus était peu rétracté, volumineux et mou.

J'ai employé les purgatifs, les frictions mercurielles belladonées sur le ventre, les révulsifs aux membres inférieurs. J'ai eu à me louer de l'usage du calomel à dose altérante.

L'infusion de quinquina a été utile, surtout vers la fin de la maladie.

Des injections abondantes ont été employées chez toutes nos malades, et elles ont produit le plus grand bien.

La maladie a varié, quant à sa durée, de dix, treize, dix-sept, dix-neuf à vingt-cinq jours.

2° *Métro-péritonites guéries.* — Chez trois femmes, la métrite s'est compliquée de symptômes de péritonite :

La première, agée de vingt-deux ans, domestique, bien constituée, d'un tempérament sanguin, régulièrement menstruée et de bonne santé habituelle, enceinte pour la première fois, a eu une grossesse douloureuse accompagnée de pertes blanches, et elle s'est terminée par un accouchement prématuré de six et demi à sept mois. Le travail naturel a duré six heures; le fœtus, mort récemment, était chétif et maigre: il pesait 1,300 grammes; la délivrance a été naturelle.

La deuxième, agée de vingt-quatre ans, d'un tempérament sanguin, primipare, a été plusieurs fois atteinte de fièvre intermittente quotidienne , à partir du troisième mois de sa grossesse.

Arrivée au huitième mois, elle a éprouvé de petites douleurs qui ont nécessité son entrée à la clinique, où elle accouchait le lendemain d'un enfant mort, mal développé, pesant 2,400 grammes ; il s'était présenté par les pieds. La délivrance a été naturelle.

La troisième femme, âgée de vingt-un ans, lympha-thique, de taille moyenne, d'une constitution faible, primipare, était atteinte de condylômes syphilitiques à la marge de l'anus et à la vulve. L'enfant, chétif et maigre, pesant 2,300 grammes, me parut à terme. Il s'était présenté par la tête, en position occipito-ilia-que gauche antérieure, et le travail se termina natu-rellement, après six ou sept heures de durée.

L'enfant avait le pourtour des ouvertures naturelles d'une teinte violacée ; il ne voulut rien prendre et ne vécut que trois jours.

Nous avons observé chez ces trois femmes le frisson initial. Deux fois les symptômes de métrite ont pré-cédé le ballonnement du ventre, sa sensibilité dou-loureuse générale, les vomissements, les traits altérés et grippés du visage.

Dans le troisième cas, l'ensemble des symptômes s'est montré dès le début de la maladie et le jour même de l'accouchement. Les frissons eurent lieu à plusieurs reprises chez deux de ces femmes.

Le pouls, d'abord petit, concentré, irrégulier, puis dépressible et fuyant, a varié de 100 à 130 pulsa-tions.

Le moindre ébranlement, la moindre secousse, la plus légère pression des parois abdominales, suffisaient pour provoquer l'expression d'un vive douleur. J'ai été obligé de supprimer les cataplasmes à cause de leur poids, et de soulever les couvertures pour éviter leur point d'appui sur le ventre.

La percussion a donné de la matité à la région inférieure de l'abdomen, et de la sonorité dans le reste de son étendue. J'ai vu les anses d'intestin se dessiner une fois assez nettement, à travers les parois abdominales.

La diarrhée a eu lieu chez nos trois malades, et elle a persisté chez l'une d'elles jusqu'à son entière guérison.

L'écoulement lochial, tantôt rouge, tantôt décoloré, a sensiblement diminué, presque disparu pour revenir après un temps variable.

Chez la femme qui est devenue malade le jour même de l'accouchement, la fièvre de lait ne s'est pas montrée ; chez deux autres, les seins se sont affaissés presque aussitôt l'invasion du mal.

Traitement. — La saignée du bras a été pratiquée chez l'une de nos malades, et des applications de sangsues sur la région inférieure du ventre ont eu lieu pour toutes au début.

Les boissons gommeuses légèrement acidulées, les infusions aromatiques, l'eau gazeuse de seltz, les potions calmantes, les lavements purgatifs pour combattre la constipation, les purgatifs huileux, l'usage du calomel à dose altérante. Les onctions sur le ventre

avec l'huile de camomille camphrée et laudanisée, les
frictions avec l'onguent napolitain belladoné, les vésicatoires aux membres inférieurs, les injections vaginales et utérines fréquemment répétées, dans le but
de préserver ces cavités de la résorption des liquides
nuisibles qui sont constamment produits sur ces sur-
faces malades.

A l'aide de ces différents moyens, un résultat heureux a été obtenu en quatorze, dix-sept et dix-huit
jours de traitement.

La plupart des auteurs qui ont écrit sur les accouchements ont admis, comme cause prédisposante aux
accidents qui suivent la parturition, la primiparité.
Nos trois malades étaient dans ce cas, mais les conditions particulières dans lesquelles elles se trouvaient
au moment de l'accouchement, suffisent comme cause
de l'affection dont elles ont été atteintes.

Sur les cinq femmes affectées de métrite dont j'ai
parlé plus haut, quatre étaient primipares.

1re OBSERVATION.

Névralgie sciatique.

Victoire Roger, journalière, âgée de vingt-trois
ans, née à Aran (Hautes-Pyrénées), forte et bien
constituée, taille moyenne, tempérament sanguin, est
enceinte pour la première fois. Elle a toujours été
bien réglée jusqu'au début de sa grossesse, pendant
laquelle elle n'a éprouvé aucun accident.

Entrée à la clinique le 28 avril 1854, elle éprouve

les premières douleurs de l'accouchement dans la nuit du 1er au 2 mai. A six heures du matin, les contractions de l'utérus sont énergiques et reviennent toutes les cinq minutes. Le col, très haut placé, se dirige en arrière et à gauche ; il est épais, à peine entr'ouvert; les douleurs continuent à être fortes et rapprochées. A dix heures, l'orifice de l'utérus forme un anneau à bord tranchant et rigide de 0^m03 à 0^m04 de diamètre.

Bientôt, sans que les contractions soient ni plus énergiques, ni plus fréquentes, la tête s'engage rapidement dans la cavité pelvienne, se présente en position occipito-iliaque gauche antérieure, et en moins d'une heure l'accouchement est terminé.

L'enfant, du sexe féminin, à terme, est bien constitué.

La délivrance naturelle a lieu une demi-heure après l'accouchement.

L'utérus revient très-bien sur lui-même ; l'écoulement des lochies s'établit et continue ; il n'arrive aucun accident du côté de la cavité pelvienne.

La montée du lait apparaît le 4 mai. Le 5, trois jours après l'accouchement, la malade est prise d'une violente névralgie sciatique du côté gauche, occupant toute l'étendue du membre pelvien.

Le moindre mouvement, la plus légère pression sur le trajet du nerf, provoquent des accès de douleur. (Application de douze sangsues, cataplasmes laudanisés, lavement laxatif.)

Sous l'influence de cette médication, le mieux se manifeste dès le lendemain.

Le 8, la douleur a presque cessé.

Le 9, elle reparaît plus intense que jamais. (Application de huit sangsues, cataplasmes, liniment calmant.)

Le mieux suit de près cette dernière saignée locale; je suis obligé d'en venir à l'application de vésicatoires volants, placés sur le trajet du nerf malade, et pansés avec l'hydrochlorate de morphine. Les mouvements se rétablissent avec lenteur, le membre reste lourd et engourdi.

Des gerçures circulaires et profondes, arrivées aux deux mamelons dès le début de l'allaitement, provoquent de vives douleurs toutes les fois que l'enfant prend le sein. Par suite, nous avons à combattre des engorgements partiels de la glande mammaire. Ces gerçures ont à peu près disparu sous l'influence d'une pommade avec l'oxyde de zinc, et plus tard la guérison est complétée par le collodium.

Le 31 mai, vingt-neuf jours après l'accouchement, la fille Roger est assez bien pour quitter l'hôpital ; elle emporte son enfant, qui jouit d'une bonne santé.

M. Jacquémier dit (*Manuel des Accouchements,* tome 2, page 549) :

» On a observé chez les nouvelles accouchées,
» malgré le silence de la plupart des auteurs, assez
» souvent des effets de compression ou de contusion
» sur le trajet du nerf sciatique et sous-pubien ; j'en ai
» observé pour ma part plusieurs cas. »

Chez notre malade, l'arrivée brusque de la tête dans la cavité pelvienne doit être considérée comme la cause de cette névralgie, je devrais peut-être dire de cette *névrite*, parce que la persistance de la douleur, le trouble de l'innervation, le sentiment de pesanteur et l'affaiblissement musculaire, sont des symptômes de la névrite.

M. Valleix rapporte un fait d'inflammation du nerf sciatique, ayant eu pour cause une application de forceps. Dugès cite des cas du même genre, qu'il attribue à la compression ou au froissement des nerfs, durant le passage de la tête à travers la cavité pelvienne.

2e OBSERVATION.

Métrite; pleuro-pneumonie du côté droit; guérison.

Marie Célérier, fille de la campagne, domestique âgée de vingt-quatre ans, forte, bien constituée, d'une taille au-dessus de la moyenne, d'un tempérament sanguin, a toujours été bien réglée jusqu'au début de la gestation.

Entrée à la clinique d'accouchements le 10 mai 1854, elle est enceinte pour la première fois; la grossesse a marché régulièrement et est arrivée à terme sans avoir provoqué les accidents ordinaires à cet état.

Les contractions utérines commencent à se faire sentir le 11 mai au matin; vers midi, le col est entr'ouvert, la dilatation s'opère avec lenteur; cependant, les douleurs sont fortes et fréquentes : l'accouchement a lieu la nuit suivante, à deux heures du matin.

Délivrance naturelle.

L'enfant, du sexe féminin, maigre, bien conformé

et à terme, pèse 2,600 grammes. Il s'est présenté en position occipito-iliaque droite postérieure.

Pendant les deux premiers jours, la malade éprouve de légères douleurs hypogastriques augmentant à la pression ; l'utérus est volumineux, la perte va bien ; le pouls, régulier et fort, donne de 80 à 90 pulsations par minute.

Le 15 mai, la malade souffre de la tête, elle a mal dormi, la face est rouge ; le pouls, plein, développé, a 100 pulsations ; l'utérus est douloureux ; il s'élève à trois travers de doigts au-dessus des pubis ; la perte a pâli et sensiblement diminué ; les parties moyenne et supérieure du ventre sont souples et indolores ; il n'y a pas eu de selle depuis l'accouchement.

La montée du lait a lieu, les seins sont volumineux et durs ; les mamelons, très-déprimés, sont entourés d'un bourrelet formé par l'auréole ; les efforts que l'on fait pour amener leur saillie, sont sans résultat. L'enfant ne pouvant téter, est envoyé à l'hôpital des Enfants abandonnés. (Cataplasmes laudanisés sur le ventre, lavement laxatif, tisane de chiendent.)

Le 16, pouls plein, élevé, rénitent, à 120 pulsations ; tête lourde ; la perte a presque cessé ; l'utérus est toujours douloureux, mais moins saillant ; les seins diminuent de volume. (15 sangsues sur le bas-ventre, cataplasmes laudanisés, lavement émollient.)

Le 17, il y a de l'amélioration ; nuit bonne, pouls moins élevé, à 106 pulsations ; perte nulle, ventre souple, région hypogastrique seule douloureuse, constipation. (Eau de sedlitz.)

Pendant les jours qui suivent, l'utérus conserve une sensibilité exagérée, le ventre reste souple, le pouls varie de 90 à 100 pulsations ; la malade tousse, est agitée et très-indocile.

Le 21 mai, neuf jours après l'accouchement, un point pleurétique se déclare à droite : la douleur est pongitive ; la respiration, courte, difficile, douloureuse, s'arrête brusquement ; la pommette droite est rouge, la toux fréquente, les crachats muqueux et sanguinolents, le pouls à 100 pulsations. La percussion donne un son mat à la partie latérale et postérieure de la cavité thoracique du côté droit ; la respiration, obscure, fait entendre un râle crépitant. Cet état est combattu par la saignée du bras, les boissons pectorales, les révulsifs sur le tube digestif, le tartre stibié à haute dose, les vésicatoires sur les membres inférieurs et un vésicatoire volant sur la partie malade.

Marie Célerier, guérie, a quitté l'hôpital le 18 juin, 39 jours après son accouchement.

La pleurésie, très-commune à la suite de la métrite, a été signalée par tous les auteurs. M. Tonnellé dit qu'elle la complique une fois sur sept, et M. Jacquemier donne la proportion d'une fois sur neuf.

3e OBSERVATION.

Accouchement retardé; symptômes de métro-péritonite; varioloïde cinq jours après l'accouchement.

Marie Marbleu, domestique, âgée de vingt-trois ans, née dans le département de la Dordogne, est de

taille moyenne, bien constituée et d'un tempérament
sanguin. Réglée à treize ans et demi, elle eut l'année suivante, sans cause connue, une aménorrhée
qui dura six mois.

Toujours bien réglée depuis, ses menstrues ne re-
paraissaient que toutes les cinq semaines; le flux,
abondant pendant les deux premiers jours, continuait
faiblement jusqu'au huitième.

Cette fille, d'une très-bonne santé habituelle, primipare, a eu ses règles pour la dernière fois le 5
juin 1854. Elle crut d'abord à une suppression acci-
dentelle; sa santé ne fut interrompue par aucun de
ces dérangements fonctionnels qui accompagnent si
fréquemment la grossesse.

En supposant que la conception ait eu lieu immédiatement avant la première absence des règles (5 juillet 1854), comme c'est de toute probabilité, au 18
avril 1855, jour de l'accouchement, la grossesse serait arrivée à deux cent quatre-vingt-cinq jours, au lieu
du terme normal, qui est de deux cent soixante-dix.

Entrée à la clinique le 2 avril 1855, elle éprouve
les premières douleurs le 17, à onze heures du matin.
Vers quatre heures du soir, des glaires sanguino-
lentes paraissent, des contractions plus vives, plus
rapprochées, amènent l'effacement du col; le travail
marche activement. A onze heure du soir, la tête, en
position occipito-iliaque gauche antérieure, plonge
dans le bassin, poussant devant elle l'utérus, dont
l'orifice est dilaté dans l'étendue de 5 centimètres. La
poche des eaux fait saillie; la rupture des membranes

arrive sous l'influence d'une douleur fortement expul-
trice. L'eau coule en petite quantité, le col s'entr'ouvre
rapidement ; à minuit, la vulve distendue laisse aper-
cevoir la tête ; le périnée est très-résistant, comme
chez presque toutes les primipares. Malgré des douleurs très-fortes, très-rapprochées et portant bien,
l'accouchement ne se termine qu'à une heure du
matin.

L'arrière-faix arrive bientôt naturellement ; il est
entier, et pèse 650 grammes ; le cordon est long de
65 centimètres.

L'enfant, fort et bien conformé, pèse 3,800 grammes, est long de 52 centimètres ; il n'en a que 25 du
sommet à l'ombilic, ce qui serait une preuve de naissance tardive, puisque d'habitude l'ombilic est au-
dessous du niveau de la moitié supérieure du fœtus.
Cette différence est d'autant plus grande, que la grossesse est moins avancée. « Il résulte, dit M. Cazeaux
» (Traité de l'Art des Accouchements, page 226), des
» recherches communiquées par M. Moreau à l'Aca-
» démie de Médecine, que sur quatre-vingt-quatorze
» enfants venus à neuf mois, quatre seulement pré-
» sentaient l'insertion ombilicale au milieu du corps ;
» sur les quatre-vingt-dix autres, elle était au-des-
» sous. » M. Olivier d'Angers a fait la même observation.

Le 18, sept heures après l'accouchement, la malade a bien dormi. Pouls à 80 pulsations, ventre souple ; l'utérus, volumineux, porté fortement à droite,
dépasse le niveau de l'ombilic. La perte est accom-

pagnée de quelques caillots, pas de tranchées utérines. (Tisane de gruau, potion calmante.)

Le 19, nuit sans sommeil, pouls à 90, agitation nerveuse, parole brève, ventre souple, utérus toujours dévié, douloureux. (Infusion de tilleul, potion antispasmodique et calmante, frictions sur le ventre avec l'huile de camomille camphrée et laudanisée, cataplasmes.)

20. Dans la nuit, frisson qui a duré une demi-heure, nausées, chaleur et sueur; l'état nerveux a disparu; pouls à 120 pulsations, ventre météorisé, douloureux, surtout au niveau de l'utérus; la perte continue; langue sèche au milieu, rouge à la pointe et sur les bords, soif assez vive. (Saignée du bras, eau gommée, potion calmante, frictions et cataplasmes continués.)

Soir. La malade souffre davantage; le ventre est ballonné, bosselé et dur. (Calomel à la dose de 5 centigrammes par heure, frictions sur le ventre avec l'onguent napolitain belladoné.)

21. Dans la nuit, nouveau frisson, vomissement de matières bilieuses; pouls à 112; ventre très-météorisé, un peu moins douloureux; les lochies coulent, la montée du lait a lieu. (Même traitement.)

22. Pouls à 100 pulsations, abdomen souple; on peut sentir à travers ses parois l'utérus moins volumineux et peu sensible à la pression; selles nombreuses et abondantes. (Traitement continué, moins le calomel.)

23. Pendant la nuit, une éruption varioliquc s'est

produite sur tout le corps, particulièrement sur la face et les mains (la malade a été vaccinée). Pouls à 120 pulsations, le ventre va bien.

25. Pouls à 95 pulsations ; les pustules, très-nombreuses, se développent ; elles prennent le caractère de la varioloïde ; l'état général est bon, le ventre souple, indolore ; les lochies coulent, la malade a de l'appétit. (Potion calmante, eau gommée, lait.)

27. Pouls à 75, langue bonne ; l'utérus, indolore, est réduit de volume ; il dépasse les pubis de deux travers de doigts seulement.

Les pustules, ombiliquées, sont entourées d'une auréole rouge très-étroite ; état général excellent.

Le 30 avril, treize jours après l'accouchement, tous les accidents ont disparu ; les pustules se dessèchent, plusieurs même sont déjà détachées. La malade est on ne peut mieux ; elle a grand appétit ; le lait est abondant et l'enfant se porte bien.

Il est à remarquer que les accidents qui se sont montrés du côté du ventre ont cédé à la vaste révulsion opérée à la peau par le développement de la varioloïde. Cette maladie, qui aurait pu devenir une complication grave, a, au contraire, été d'un puissant secours, puisque, sous son influence, la métrite, ordinairement si redoutable dans ses effets, a disparu.

4me OBSERVATION.

Hémorrhagie; métrite.

Marie Dubernet, âgée de vingt ans, née à Captieux
(Gironde), fille prostituée, constitution faible, taille
d'un mètre cinquante-quatre centimètres, est bien
conformée; réglée à quatorze ans, elle est très-nerveuse et d'un tempérament lymphatico-sanguin. La
période cataméniale est de vingt-cinq à vingt-six jours;
le flux menstruel, abondant, dure une semaine, et est
habituellement suivi de pertes blanches; sa santé est
ordinairement bonne.

Ses règles ont paru, pour la dernière fois, le 30
novembre 1853; devenue enceinte peu après cette
époque, la gestation a été très-heureuse pendant toute
sa durée.

Le 23 août, elle a éprouvé de petites contractions
utérines; la nuit suivante, elles sont devenues prépa-
rantes (comme le dit Barbant, *Cours d'Accouchements,*
tom. Ier, pag. 153); leur fréquence et leur force ont
tenu la malade constamment éveillée et souvent hors
du lit. Arrivée à la clinique le 24, à dix heures du
matin, les contractions se renouvelaient toutes les dix
minutes. Le col était très-haut effacé et entr'ouvert
dans l'étendue de 0m03 de diamètre; l'écoulement des
eaux avait commencé depuis le milieu de la nuit.

25. Les douleurs ont continué sans interruption;
elles sont fortes et rapprochées; les eaux ont coulé peu
à peu toute la nuit, et elles coulent encore. A trois

heures de l'après-midi, le travail n'a pas fait de progrès ; cependant, les douleurs sont rapprochées et énergiques. A quatre heures, le col se dilate, la tête s'engage au détroit supérieur, et plonge dans l'excavation pelvienne en position occipito-iliaque gauche antérieure. A sept heures, la dilatation est presque complète. A neuf heures, la poche des eaux, assez volumineuse, malgré l'écoulement lent qui s'est opéré depuis deux jours, se déchire : le jet de liquide est abondant ; la tête repose alors sur le périnée, qui résiste, malgré des douleurs expultrices très-fortes, jusqu'à onze heures du soir. — L'enfant, bien conformé, respira de suite ; il pesait 3,850 grammes, et était long de 0^{m}51 ([1]).

Aussitôt l'accouchement, l'utérus revint sur lui-même ; la délivrance eut lieu au bout d'une demi-heure : le placenta pesait 500 grammes, et le cordon avait 0^{m}47 de longueur.

([1]) Aussitôt après sa naissance, l'enfant avait bien respiré ; mais il était cyanosé : les lèvres, le nez, les doigts, étaient surtout bleuâtres ; la teinte violacée était générale.

Le second jour, il s'était bien vidé, avait uriné ; la cyanose était toujours très-prononcée, et il mourut trente-six heures après sa naissance.

AUTOPSIE. — Cœur plein d'un sang noir, trou de botal très-incomplétement oblitéré ; la valvule qui aurait dû le recouvrir, n'arrivait guère qu'à la moitié de son orifice ; le poumon droit, sain ; le gauche, engorgé, se déchirait facilement.

Le cerveau, très-mou ; les vaisseaux de la pie-mère et les sinus de la dure-mère étaient pleins de sang.

Le foie, volumineux et congestionné ; les vaisseaux, mésentériques et intestinaux, très-injectés.

26 (matin). Sommeil non interrompu depuis l'accouchement, pouls à 100 pulsations, ventre souple, utérus volumineux arrivant au niveau de l'ombilic; perte normale. (Potion calm. addit. d'ergotine, 1 gramme.)

27 (matin). Le ventre est dans le même état, pouls à 100 pulsations, toux sèche et fréquente.

Soir. La perte continue, le ventre va bien; cependant, le pouls, élevé et fort, bat 130 fois par minute; la peau est brûlante; il y a de l'assoupissement et de la gêne dans la respiration. (Saignée du bras, limonade gommée.)

28. Pouls à 112 pulsations; la respiration est presque naturelle, la toux a diminué; le ventre est souple; l'utérus, toujours volumineux, est devenu douloureux à la pression; la perte va très-peu. (Potion calmante, additionnée d'ergotine, 1 gramme; flanelles chaudes sur les seins, cataplasmes laudanisés sur le ventre.)

29 (matin). Pouls à 92 pulsations; état général satisfaisant. (Même prescription.)

Soir. Pouls petit, 112 pulsations; agitation, facies affaissé, traits étirés, selles riziformes très-fréquentes, pas de crampes, urines continuées. — *La salle de clinique est au-dessus de celle des cholériques.* — (Infusion de camomille, lavements amidonnés et laudanisés, potion légèrement aromatique avec sirop diacode, 40 grammes.)

30 (matin). Pouls à 100 pulsations; les selles ont cessé depuis minuit; le ventre est souple, l'utérus moins volumineux; la perte a reparu en blanc; la mon-

tée du lait s'opère avec assez de force ; la malade a faim. (Infusion de camomille, potion calmante.)

Soir. Vers midi, les lochies se sont colorées, la proportion de sang a graduellement augmenté, et à quatre heures une hémorrhagie abondante a eu lieu. M. le Chef interne a prescrit du seigle ergoté, et sous l'influence de ce médicament, la perte a diminué promptement. A huit heures, j'ai vu la malade : le pouls était petit et à 108 pulsations ; la face pâle, le ventre souple, l'utérus rétracté et peu douloureux, les extrémités froides. (Limonade gommée, potion avec sirop diacode, 40 grammes ; ergotine, 15 décigrammes ; sinapismes aux membres supérieurs.)

31 (matin). Pouls petit, à 120 pulsations (l'hémorrhagie n'a pas reparu) ; perte peu abondante et rosée ; ventre météorisé, douloureux ; envies de vomir, prostration des forces ; toux muqueuse, fréquente. (Infusion pectorale, potion tonique et calmante, pommade d'Authenrieth en frictions sur le ventre.)

Soir. Faiblesse extrême ; pouls filiforme, à 120 pulsations ; ventre ballonné.

1er septembre. Nuit assez bonne : pouls à 96 pulsations ; langue humide, rouge à la pointe ; envies de vomir. Le ventre n'a pas diminué ; il est peu douloureux. Perte blanchâtre, toux fréquente, crachats muqueux. (Pommade d'Authenrieth renouvelée, potion calmante.)

Soir. Pouls à 112 pulsations ; peau chaude, pommettes rouges, ventre un peu affaissé et souple ; l'utérus va bien.

2. Pouls à 96 pulsations; facies assez bon; ventre souple, presque indolore; la toux a continué; appétit. (Looch pectoral, bouillon.)

3. Le mieux continue.

4. Pouls à 104 pulsations; le ventre, un peu gonflé, est redevenu douloureux; perte nulle, toux fréquente, crachats muqueux difficiles à obtenir. (Looch pectoral kermétisé, vésicatoires camphrés aux jambes.)

5. Mieux très-sensible : pouls à 86 pulsations, ventre souple, expectoration facile.

6. Le mieux fait des progrès.

7. Pouls à 80 pulsations; ventre affaissé, indolore; toux rare, expectoration facile; la malade demande des aliments. (Looch pectoral, bouillon, crême de riz.)

9. Etat très-satisfaisant : le ventre est très-bien, la toux a presque disparu.

18. Marie Dubernet, faible, mais bien guérie, sort de l'hôpital.

5me OBSERVATION.

Symptômes de phthisie pulmonaire; métrite.

Marie Douilhan, âgée de ving-deux ans, née à Bassens (Gironde), couturière, de taille moyenne, bien conformée, lymphatique, est faiblement constituée. Réglée pour la première fois à douze ans, elle a été bien menstruée chaque mois jusqu'à seize ans, époque de sa première grossesse, qui a été très-heureuse. Délivrée naturellement après deux heures de travail, elle eut pendant les suites de couches plusieurs hémorrhagies qui l'affaiblirent pour longtemps. Elle allaita son enfant pendant dix mois, puis elle prit un nourrisson qu'elle garda un an.

A partir de cette époque, elle eut des pertes blanches, la menstruation fut très-irrégulière et peu abondante jusqu'à sa seconde grossesse, qui arriva à l'âge de vingt ans ; pendant sa durée, elle eut presque constamment de l'anorexie, des nausées ; elle digérait difficilement ; le corps et la face surtout se couvrirent d'éphélides ; elle eut deux hémoptysies à un mois d'intervalle.

Une sage-femme fit l'accouchement ; l'enfant se présenta par les pieds ; après deux heures de travail, la tête, arrivée dans la cavité pelvienne, fut retenue au détroit inférieur pendant près de trois heures ; l'enfant, presque asphyxié, revint à la vie ; les suites de couches furent heureuses, la mère allaita le nouveau né.

Sa troisième et dernière grossesse a amené de l'amaigrissement ; elle s'est accompagnée d'une toux fréquente, de crachats muqueux, quelquefois sanguinolents, de pertes blanches, de la diarrhée, souvent d'un peu de fièvre le soir, et de sueur dans la nuit, surtout le matin.

Entrée à la clinique le 28 juin 1854, cette malade a la poitrine déprimée, le dos arrondi, les omoplates et les côtes saillantes ; la face est amaigrie, les pommettes rouges, et les joues creuses ; les ongles sont convexes, les crachats muqueux et abondants.

Il existe de la matité au sommet du poumon droit ;

de la bronchophonie se fait entendre ; le pouls est petit et fréquent.

Le 30 juin, les douleurs de l'accouchement ont commencé dans la matinée ; après deux heures de travail, tout était heureusement terminé.

L'enfant, du sexe féminin, bien conformé, est arrivé en position occipito-iliaque gauche antérieure ; il pèse 2,800 grammes, est long de 46 centimètres.

Le 1er juillet, des tranchées utérines très-fortes ont suivi l'accouchement ; la malade a rendu des caillots ; l'utérus est resté volumineux et très–sensible à la pression. (Potion calmante, additionnée d'un gramme d'ergotine, liniment huileux camphré et laudanisé.)

2 juillet. Le pouls est à 115 pulsations ; le ventre est météorisé et douloureux à la région hypogastrique. La montée du lait a eu lieu. (Même médication.)

Les jours suivants, le ventre est resté douloureux et gonflé ; il y a eu de la fièvre ; le pouls est arrivé à 120 pulsations ; la perte a continué, et la sécrétion du lait a été abondante. Les accidents du côté du ventre se sont arrêtés vers le dixième jour. (Seigle ergoté, potions calmantes, cataplasmes laudanisés sur le ventre, lavements laudanisés.)

Du douzième au quinzième jour, j'observe dans l'état de la poitrine une amélioration sensible qui ne s'est pas soutenue, et je découvre un abcès froid assez volumineux et profond dans la gouttière vertébrale droite, au niveau de la partie inférieure de l'omoplate. La malade s'est à peine aperçue de sa formation.

Le 17 juillet, dix-huit jours après l'accouchement,

cette femme est transférée dans une salle de médecine; elle est bien remise des suites de couches, mais les poumons me paraissent plus malades qu'à son entrée à la clinique.

¦ Hydrorrhée.

Suzanne Tasché, du département de la Charente, âgée de vingt-trois ans, couturière, taille d'un mètre quarante-cinq centimètres, bien constituée, tempérament lymphatique, souvent malade. Réglée à seize ans, le sang flue d'habitude pendant quatre à cinq jours; les époques, très-irrégulières, reviennent par intervalle, variant de deux à cinq semaines.

Elle a été chlorotique, a éprouvé deux aménorrhées qui ont duré chaque fois de quatre à cinq mois. Atteinte de fièvre typhoïde à l'âge de dix-huit ans, la convalescence a duré plusieurs mois; elle a eu une pneumonie assez grave, il y a deux ans.

Ses règles ont paru pour la dernière fois le 28 décembre 1853, époque à laquelle elle fait remonter l'origine de sa grossesse; pendant sa durée, des pertes blanches abondantes l'ont constamment fatiguée. L'appétit et le goût pour les aliments habituels n'ont pas changé.

A sept mois, et sans cause connue, cette malade fut prise brusquement d'un écoulement d'eau légèrement trouble, dont elle évalue la quantité à un litre environ. Le ventre devint mou, dépressible; l'enfant cessa de se faire sentir pendant deux ou trois jours; elle crut à un accouchement très-prochain, mais la grossesse persista, et l'hydrorrhée continua à l'état de suintement.

Entrée à la clinique le 22 octobre 1854, l'accouchement a lieu le même jour à dix heures du soir, après sept heures de travail.

L'enfant s'est présenté par la tête en position occipito-iliaque gauche antérieure; les douleurs, régulières et soutenues, ont bien porté; la dilatation du col s'est opérée graduellement; la poche des eaux ne s'est rompue que vers la fin du travail; le périnée a résisté environ une heure, et l'enfant, dégagé, a été suivi d'une assez grande quantité d'eau.

L'utérus s'est bientôt contracté; la délivrance a été naturelle.

L'enfant, du sexe féminin, bien constitué, pèse 3,400 grammes, est long de 52 centimètres (du sommet à l'ombilic, 0^m26).

Le placenta, en raquette, pèse 550 grammes; le cordon n'a que 0^m40 de longueur.

Les suites de couches ont été très-heureuses; la montée du lait s'est opérée sans fièvre.

La mère et l'enfant sortent de l'hôpital neuf jours après l'accouchement.

RÉFLEXIONS. — Notre malade, primipare, mal réglée, lymphatique, affaiblie par plusieurs maladies graves, n'en a pas moins eu une grossesse heureuse. Il serait difficile de trouver dans ses antécédents de mauvaise santé habituelle la cause de l'hydrorrhée qui est venue interrompre, peu sérieusement il est vrai, la marche régulière de la gestation.

Les fausses eaux, comme on les appelait autrefois, désignées sous le nom d'*hydrorrhées* par Naegelé, ont longtemps occupé les esprits, quant à leur origine.

On a vu sur ce point de la pathologie de la grossesse, bien des hypothèses se former ; je dirai même que l'explication la plus accréditée n'est qu'une hypothèse un peu plus rationnelle que les autres.

Aujourd'hui, l'opinion généralement admise est que le liquide de l'hydrorrhée, en tout semblable à celui de l'amnios, lui est complétement étranger ; il se formerait à la surface interne de l'utérus, en dehors de l'œuf, s'accumulerait peu à peu et s'écoulerait au dehors aussitôt les membranes décollées jusqu'au col de l'utérus ; l'écoulement aurait lieu brusquement, sans aucun signe annonçant son arrivée, ou se ferait avec lenteur et presque goutte à goutte.

On a longtemps pensé que ces eaux étaient dues à la perforation de l'œuf ; mais on sait surtout depuis ces derniers temps (¹) que sa rupture entraîne d'une manière sûre et prochaine un travail d'expulsion. L'on a observé, en outre, que les femmes atteintes d'hydrorrhée présentaient, pendant le travail de l'accouchement, la formation de la poche des eaux, et que

---

(¹) Le moyen le plus prompt pour amener la rétraction de l'utérus dans l'avortement ou l'accouchement prématuré, est la perforation des membranes, comme le dit M. Cazeaux, p. 915. « Ce procédé est le plus sûr, car l'écoulement du liquide amniotique » amène nécessairement la rétraction des parois utérines. »

l'examen des membranes n'offrait, en général, aucune trace de rupture antérieure à celle qu'entraîne l'expulsion du fœtus. Des faits, sans doute exceptionnels, m'ont cependant prouvé la persistance de la gestation après un écoulement partiel du liquide amniotique.

L'hydrorrhée, souvent intermittente, se continue quelquefois sous forme de suintement jusqu'à la fin de la grossesse, comme nous l'avons observé chez notre malade.

Je viens de rapporter avec détail quelques cas d'accouchements qui se sont compliqués d'accidents graves, accidents qui ont tous cédé à l'emploi d'une médication convenable.

J'aurais pu faire précéder ces observations de l'histoire d'un certain nombre de métro-péritonites qui, au début de la clinique obstétricale, ont entraîné la mort de plusieurs femmes de notre service ; j'ai préféré réunir tous ces faits, afin d'attirer l'attention des médecins sur cette maladie, qui constitue, quand elle se présente avec certains caractères, une des plus graves complications que l'accoucheur soit appelé à combattre.

Dans un compte-rendu, l'observateur consciencieux doit avant tout être animé de deux désirs : celui de dire toute la vérité et celui d'être utile aux autres. Il est pénible, j'en conviens, de publier ses insuccès ; mais on trouve à la fois, dans cette manière de faire, une satisfaction morale et de précieux enseignements.

Au début de la clinique obstétricale, des métro-péritonites affectant la forme épidémique se sont montrées en assez grand nombre. A cette maladie, si grave quand elle offre cette fâcheuse condition, sont venues s'ajouter chez six de nos malades des complications diverses qui n'ont pas peu contribué à amener une terminaison fatale.

Les épidémies de métro-péritonites sont assez communes; le plus ordinairement, elles se concentrent dans les hôpitaux affectés aux femmes en couches; d'autres fois, elles franchissent ces limites et frappent indistinctement les femmes dans l'état puerpéral.

A Bordeaux même, il y a à peine quatre ans, l'Administration des hospices fut dans l'obligation, par suite d'une épidémie très-meurtrière, de fermer pendant six mois l'hôpital de la Maternité.

On fut tenté de trouver dans la disposition du local la cause des malheurs si nombreux que l'on eut à déplorer. Cette même accusation fut formulée également à l'occasion des faits que je rapporte dans mon compte-rendu; mais, alors, ce ne fut pas à la clinique seulement que la métro-péritonite sévit avec force, car, à la même époque, elle fit en ville de trop nombreuses victimes.

Maintenant, que l'on compare les faits graves qui ont signalé le début de notre enseignement pratique, avec ce qui s'est passé depuis, et l'on verra que pendant une année entière (12 juillet 1855) l'innocuité la plus complète a régné dans nos salles.

Il était curieux de rechercher si dans les diverses Maternités de France, d'Angleterre et d'Allemagne, les médecins chargés de l'enseignement de la clinique n'avaient pas observé des épidémies analogues, frappant à la fois toutes les femmes d'un même hôpital. Le résultat de mes recherches m'a démontré que nous avions été bien moins maltraités que beaucoup de nos confrères.

En 1829, M. Tonnellé observait, à la Maternité de Paris, *deux cent vingt-deux cas* de métro-péritonite suivis de mort. De 1830 à 1841, M. Lasserre a observé, dans le même hôpital, *quatorze* épidémies de métro-péritonites, qui ont fait mourir *six cent soixante* malades.

Enfin, M. Jacquemier (*Manuel des Accouchements*, pag. 645), s'exprime ainsi : « Sur six cent quatre-
» vingt-six cas simples ou compliqués, observés à la
» Maternité par Dugès, trois cent douze se sont ter-
» minés par la mort. Sur cent trente-deux mentionnés
» par M. Lasserre, il y a eu quatre-vingt-sept décès.
» Sur deux cent cinquante malades observés par M.
» Ducrest, deux cent trente ont succombé...... Au
» rapport de M. A.-C. Baudelocque, sur trente-neuf
» femmes affectées dans le même établissement (Ma-
» ternité de Paris), dans un espace de temps très-
» court, trente-six ont succombé. Une telle gravité
» n'est pas particulière à cette maison. Dans l'épidé-
» mie observée à l'Hôtel-Dieu, en 1746, par Col de
» Villars et Fontaine, à peine échappait-il une malade
» sur vingt. W. Hunter relate une épidémie où l'on ne
» sauva qu'une femme sur trente-deux. »

En présence de semblables résultats recueillis dans

des hôpitaux dirigés par des hommes d'un talent émi-
nent, nous devons presque nous trouver heureux d'a-
voir vu l'influence épidémique nous quitter aussitôt et
pour si longtemps.

Syphilis constitutionnelle; métro-péritonite; mort.

Marie Prévôt, âgée de vingt ans, domestique, tempérament lymphatique, constitution faible, amaigrie,
primipare, a toujours été bien réglée jusqu'au moment de sa grossesse. Pendant toute la durée de la
gestation, son appétit a été conservé; elle n'a pas eu
de vomissements; son visage et son corps se sont cou-
verts d'éphélides; les lèvres et le nez sont violacés,
d'un mauvais aspect. Depuis le début de sa grossesse,
elle a constamment eu des pertes blanches assez abondantes.

Arrivée à la clinique le 1er mai, dans la matinée,
cette femme éprouve déjà depuis quelques heures les
phénomènes précurseurs de l'accouchement; l'explo-
ration fait sentir la tête plongeant au niveau du tiers
supérieur du bassin; le col est dilaté dans une étendue de 4 centimètres de diamètre; la position est
occipito – iliaque gauche antérieure. A partir de ce
moment, le travail marche très-vite; les douleurs
expultrices sont rapprochées, et au bout d'une heure
l'accouchement se termine naturellement. La délivrance est presque immédiate; le placenta est petit,

le cordon mince et maigre, bien au-dessous du volume ordinaire.

L'enfant, du sexe masculin, paraît être à terme; il est très-chétif; sa peau est violacée; les traits expriment la souffrance; les paupières, le nez, la bouche, l'anus et les parties génitales, présentent une teinte syphilitique (¹).

2. Hier, la journée a été bonne; aujourd'hui, le pouls est normal, la perte va bien. (Potion calmante.)

Le 3, la malade a éprouvé un frisson; elle ressent de légères douleurs au bas-ventre, l'abdomen est un peu météorisé, et l'hypogastre est sensible à la pression; nausées. (Potion calmante, cataplasmes, lavement laxatif.)

Le 4, le pouls est petit, plein et fréquent; le ventre est tendu, douloureux; la langue est un peu sèche. (Saignée de deux palettes, même potion, tisane chiendent.

5. Le pouls est à 115 pulsations; la montée du lait, qui a commencé hier au soir, a cessé; perte nulle, ventre ballonné et douloureux. (Frictions mercurielles sur l'abdomen; calomel, 75 centigrammes en vingt prises.)

6. Nouveau frisson la nuit dernière, sueur froide et visqueuse, face grippée, pouls petit, dépressible et à 120; ventre un peu affaissé; les seins restent

---

(¹) Dès le troisième jour, l'épiderme des parties génitales et du pourtour de l'anus se détache; cet enfant est atteint d'un eczéma syphilitique; il refuse le sein et les différents liquides qu'on lui présente. Il meurt le quatrième jour.

mous. (Potion avec extrait de quinquina et acétate d'ammoniaque ; vésicatoires aux cuisses.)

7. Envies fréquentes de vomir, pouls à 115, ventre très-ballonné, mais moins douloureux. (Médication continuée.)

8. Les vésicatoires n'ayant pas pris, on en applique de nouveaux ; l'état grave continue.

9. Pouls fréquent, très-petit et fuyant ; langue sèche, lèvres fuligineuses, faiblesse extrême, stupeur ; le ballonnement du ventre est moindre qu'hier ; les vésicatoires ont produit peu d'effet.

10. La mort arrive à deux heures du matin.

Autopsie, trente heures après la mort.

Habitude extérieure. — Amaigrissement général ; ventre volumineux, d'une teinte bleuâtre inférieurement et sur les côtés ; rigidité cadavérique peu prononcée.

Ventre. — Sa paroi antérieure est soulevée par la masse intestinale distendue par des gaz. Le péritoine est enflammé, sa vascularité est très-prononcée ; les anses intestinales sont maintenues entre elles par un coagulum peu consistant, citrin et mélangé de pus ; le liquide péritonéal, en petite quantité, se trouve spécialement dans les fosses iliaques et le bassin ; il contient des flocons albumineux. L'utérus n'est pas très-développé ; ses parois ont de 10 à 15 millimètres d'épaisseur ; sa face interne est rouge, enflammée, surtout vis-à-vis l'insertion placentaire. Le tissu de l'utérus est rougeâtre ; les sinus veineux contiennent un peu de sang non coagulé ; le col est mou, ecchymosé ; les ovaires, les trompes, le tissu cellulaire de la cavité pelvienne ne contiennent point de pus.

Poitrine. — Les poumons et le cœur ne présentent rien de particulier. Les plèvres contiennent un peu de liquide sereux.

RÉFLEXIONS. — Marie Prévôt avait des pertes vaginales qui ont précédé et accompagné la grossesse; nous l'avons crue atteinte de syphilis constitutionnelle; elle n'a pas nié avoir eu cette maladie. Différentes circonstances nous ont confirmé dans cette manière de voir, entre autres le fœtus, qui portait des traces non équivoques de cette affection.

Accouchée dans de telles conditions, il était naturel de penser que la métrite, après avoir eu pour cause prédisposante la syphilis, trouverait dans cette cause elle-même une raison d'être qui entretiendrait et aggraverait les accidents, malgré les efforts d'une médication rationnelle.

2e OBSERVATION.

Anasarque; ascite; péritonite; mort.

Rose Sintin, âgée de vingt-sept ans, domestique, née dans le département de l'Ariége, d'une taille moyenne, est bien conformée; sa constitution est faible, son tempérament est lymphatique; elle est ordinairement mal réglée. Elle a eu deux grossesses arrivées à terme, et elle a chaque fois accouché naturellement.

Devenue enceinte durant la convalescence d'une

maladie de poitrine, elle ne put assigner un terme précis au début de sa troisième grossesse.

Je l'interrogeai sur la nature de l'affection de poitrine dont elle avait été atteinte, et il me fut impossible d'obtenir des renseignements exacts. Elle me dit cependant qu'elle avait déjà les membres inférieurs œdématiés lorsque la gestation a commencé. L'infiltration devint bientôt générale; elle s'accompagna d'une oppression habituelle; des vomissements eurent lieu.

A son entrée à la clinique, le 27 décembre 1854, l'anasarque est considérable et générale; la peau, très-pâle, d'un blanc jaunâtre, est distendue et luisante partout; les paupières supérieures sont œdématiées, c'est à peine si elle peut les soulever; le ventre est très-volumineux; et malgré la présence de l'utérus, très-développé, le flot du liquide contenu dans le péritoine se fait bien sentir d'un côté à l'autre de l'abdomen, sous l'influence d'une légère impulsion; les grandes lèvres sont très-volumineuses; les urines, rares et d'une couleur très-foncée, ne contiennent pas d'albumine.

Pendant le séjour de cette malade dans mon service, j'ai observé une rapidité constante du pouls (de 110 à 120 pulsations par minute); la respiration, toujours précipitée et courte, s'accompagne d'une petite toux sèche, pas très-fréquente; le bruit respiratoire est obscur, surtout à gauche du thorax; il survient de temps en temps de la suffocation.

Les premières douleurs de l'enfantement se font sentir le 23 janvier 1855, vers deux heures de l'après-midi; à huit heures, le col, très-haut placé, est à peine entr'ouvert; à neuf heures, la poche des eaux se rompt, et à dix heures l'accouchement se termine naturellement. L'enfant, du sexe masculin, arrivé en position occipito-iliaque gauche antérieure (première de Baudelocque), est bien conformé, mais il ne pèse que 1,700 grammes.

La délivrance naturelle a lieu un quart-d'heure après l'accouchement; le placenta pèse 345 grammes, et la longueur du cordon est de 0^{m}40.

Le 24, la nuit a été assez bonne, la malade a dormi; le ventre, encore distendu par du liquide, est assez souple, et permet de sentir à travers ses parois l'utérus rétracté, peu volumineux et indolore.

25. Hier au soir la malade a éprouvé de le fièvre en chaud. Ce matin, le pouls est à 106 pulsations; le ventre, un peu douloureux, est distendu; la pâleur est extrême; l'infiltration, générale, n'a pas diminué. (Potion calmante, infusion de quinquina.)

26. Pouls, petit et faible, a 115 pulsations; respiration très-gênée, frisson pendant la nuit, vomissements d'un liquide bilieux, ventre peu sensible à la pression, urines très-rares. (Potion tonique et calmante, infusion de quinquina, frictions avec l'huile de camomille camphrée et laudanisée sur le ventre.)

27. Même état, frisson renouvelé, la perte a disparu, il n'y a pas eu de montée du lait. (Même prescription.)

28. Pouls très-petit et très-rapide, respiration de plus en plus gênée; une teinte ictérique générale, qui a commencé depuis deux jours et est très-prononcée;

le ventre, moins tendu, est presque insensible. (Prescription continuée, calomel à la dose de 5 centigrammes par heure.)

29. Pouls filiforme et fuyant, teinte ictérique augmentée, respiration très-difficile, râle humide, petite toux fréquente (Le calomel a produit quelques selles; on le continue; application de vésicatoires aux cuisses.)

30. La prostration est extrême; suffocation; les battements de la radiale ne se font plus sentir.

La malade meurt dans la journée.

AUTOPSIE, vingt-six heures après la mort.

Habitude extérieure. — Teinte ictérique générale très-foncée.

Abdomen. — Le ventre est volumineux; le péritoine, peu enflammé, contient cinq à six litres d'un liquide citrin et trouble, dans lequel nagent des flocons albumineux; les intestins sont distendus par des gaz; l'utérus, bien rétracté, ne présente pour ainsi dire pas de trace d'inflammation. Le foie est atteint de cirrhose; il ne contient pas de foyer purulent.

Thorax. — Les poumons sont atrophiés, les cavités des plèvres sont complétement effacées par des adhérences; le poumon droit contient à sa surface quelques petits abcès, le tissu du poumon gauche est en partie hépatisé et peu perméable à l'air; le cœur, d'un volume à peu près normal, nage dans une assez grande quantité de liquide, qui distend le péricarde.

Chez cette femme, les accidents qui ont eu lieu en dehors de la grossesse et de l'accouchement, suffisent pour expliquer la mort.

3e OBSERVATION.

Adhérences de l'ovaire gauche hypertrophié, plein de kystes puru-
lents et dévié dans le cul-de-sac recto-vaginal du péritoine ;
métro-péritonite ; mort.

Marie Minvielle, âgée de vingt-cinq ans, domestique à la campagne, de taille moyenne, bien constituée, d'un tempérament sanguin. Réglée à treize ans,
ses menstrues durent de trois à quatre jours chaque
mois, sont accompagnées de vives douleurs dans les
reins et le bas-ventre. Elle éprouve une constipation
habituelle, difficile à vaincre.

Elle n'accuse qu'une seule grossesse, commencée à
la fin d'août 1853. Dès son début, elle a éprouvé de
l'anorexie, des vomissements qui ont cessé au bout de
deux mois ; à partir de cette époque, la gestation a
marché normalement.

Dans la nuit du 20 au 21 mai, les petites douleurs
la réveillent, se renouvellent assez souvent et l'obli-
gent à entrer à la clinique à neuf heures du matin. A
ce moment, le col, effacé, entr'ouvert, est très-haut
placé. Les douleurs deviennent promptement fortes et
rapprochées, le travail se fait vîte ; à onze heures, la
tête, en position occipito-iliaque gauche antérieure,
repose sur le plancher du bassin, la poche des eaux
se rompt et donne lieu à l'écoulement d'une petite
quantité de liquide ; à midi, l'accouchement se termine sans accident. L'enfant, du sexe masculin, pèse
2,565 grammes et est long de 47 centimètres.

La délivrance a lieu naturellement ; le placenta, en raquette, est normal.

22. L'état de la malade est très-satisfaisant, la perte va bien, le ventre est souple, peu sensible. (Tisane de gruau, potion calmante.)

23. Pouls à 92 pulsations, légères douleurs dans la région pelvienne ; l'utérus est douloureux à la pression. (Frictions avec l'huile de camomille camphrée et laudanisée, cataplasmes sur le ventre. Potion calmante.)

24. Le mieux est prononcé et général. (Continuation du traitement.)

25. La montée du lait s'est opérée hier soir, et cette nuit elle a été accompagnée d'un peu de fièvre en chaud.

26. La nuit a été mauvaise ; un frisson très-prolongé a eu lieu, et s'est accompagné de vomissements de matières bilieuses et porracées. Ce matin, le pouls est à 116 pulsations, le ventre est ballonné, douloureux, surtout aux régions hypogastrique et iliaque gauche ; la perte continue ; les seins se sont affaissés. (Douze sangsues aux aines, frictions avec l'onguent napolitain belladoné, injections d'eau tiède fréquemment répétées ; potion avec teinture d'aconit.)

27. Il y a eu de l'amélioration hier soir ; mais ce matin le frisson est revenu, les vomissements se sont renouvelés ; le pouls, petit, est à 125 pulsations. Le ventre, ballonné et tendu, est très sensible à la moindre pression, au moindre contact. La perte a cessé ; constipation. (Même traitement, auquel j'ajoute le calomel à la dose de 5 centigrammes par heure.)

28. Etat plus grave, face grippée, yeux abattus, déprimés, nez pincé, langue sèche et noire, lèvres et gencives fuligineuses. Ventre dans le même état, selles répétées. (Traitement continué, plus un vésicatoire camphré à chaque cuisse.)

29. L'état général s'aggrave, le pouls est très déprimé, les forces sont annihilées. Le ventre est un peu moins dur et moins sensible. La malade exprime mal ce qu'elle éprouve. (Même traitement, infusion de quinquina.)

30. Après avoir éprouvé hier soir une très-légère amélioration, la prostration est devenue plus forte. (Deux nouveaux vésicatoires aux membres inférieurs.) La malade meurt dans l'après-midi.

AUTOPSIE, vingt heures après la mort.

Habitude extérieure. — Rigidité cadavérique prononcée.

Abdomen. — Le ventre est volumineux ; le péritoine, très-enflammé, contient deux ou trois litres d'un liquide séro-purulent.

L'utérus adhère aux parties voisines ; le cul-de-sac recto-vaginal du péritoine est effacé.

L'ovaire gauche, hypertrophié et dévié en arrière de l'utérus, est lié à cet organe, ainsi qu'au rectum, par des adhérences anciennes. Il a environ trois fois son volume ordinaire ; son tissu est rempli de nombreux kystes pleins de pus, dont le plus gros peut égaler le volume d'une amande. Les parties molles de la cavité pelvienne, surtout à gauche, contiennent des clapiers purulents.

L'utérus, isolé, n'est pas très-volumineux. Il porte
des traces d'inflammation ; sa paroi postérieure est par-
semée de petits abcès ; les sinus veineux contiennent
du pus ; le foie, plus volumineux que dans l'état normal, présente un abcès.

Thorax. — Le péricarde et la plèvre gauche contiennent un peu de liquide séreux.

RÉFLEXIONS. — Il arrive souvent, sous l'influence de
la maturité des ovules, au moment de la ponte pério-
dique chez la femme (Pouchet, Raciborski), des pé-
ritonites partielles. L'état de turgescence qui survient
aux organes de la génération, la rupture de la vési-
cule de Graaf, les épanchements hémorrhagiques qui
ont lieu dans le péritoine à cette époque (on en a vu
d'assez abondants pour entraîner la mort), expliquent
suffisamment chez notre malade, qui souffrait presque toujours beaucoup au moment de la menstruation,
les adhérences anciennes que je viens d'indiquer.

Pendant le travail de l'accouchement, l'élasticité
des tissus, détruite par des déformations morbides,
l'ovaire hypertrophié, ont dû subir des tiraillements
et une compression suffisante pour contusionner,
déchirer même ces parties déjà malades. De là les
accidents inflammatoires qui ont eu pour principal
siége les organes contenus dans la région postérieure
du bassin ; de là aussi le résultat fatal des suites de
couches.

4ᵉ OBSERVATION.

Métro-péritonite; mort.

Suzanne Mouque, âgée de dix-huit ans, du département de la Dordogne, couturière, taille petite, constitution forte, bien conformée, tempérament sanguin, très-vive et très-nerveuse, a été bien réglée depuis l'âge de douze ans jusqu'à la fin de septembre 1853, dernière époque de ses règles. Pendant les premiers temps de sa grossesse, elle éprouva quelque dérangement des fonctions digestives qui cessèrent bientôt, et la grossesse marcha naturellement jusqu'à son terme. Il faut observer qu'une misère profonde privait souvent cette fille d'une alimentation suffisante.

Entrée à la clinique le 1ᵉʳ mai 1854, elle y accouche le 24 juin, après deux jours de petites douleurs et quatre heures seulement d'un travail actif et naturel. La délivrance est heureuse. L'enfant, du sexe féminin, bien constitué, pèse 4,500 grammes, est long de 0ᵐ51 (27 du sommet à l'ombilic). Le placenta, volumineux, pèse 700 grammes; le cordon est normal.

25. La journée d'hier a été assez bonne; dans la soirée, fièvre en chaud, accompagnée de délire pendant la nuit. Ce matin, l'agitation est très-grande, les mouvements sont désordonnés, la malade craint de mourir. Le pouls est plein, fréquent et élevé, la perte va, le ventre est douloureux. (Saignée du bras, infusion de tilleul, potion antispasmodique et calmante.)

26. La malade, très-indocile, s'oppose aux soins qu'on veut lui donner. Hier soir, elle a éprouvé un frisson très-prolongé, rémittent. Ce matin, le pouls est assez fort, à 120 pulsations; le ventre, ballonné, est très-douloureux; la perte continue; parole brève, soubresauts de tendons, nausées. (Douze sangsues à l'hypogastre; même potion; onctions avec l'onguent napolitain belladoné.)

27. La nuit a été mauvaise; nouveau frisson, pouls petit, à 124 pulsations, yeux hagards, langue sèche, rouge sur les bords, soif vive, traits abattus, ventre tendu, douloureux, perte moindre. (Traitement continué, calomel à dose altérante, deux vésicatoires aux cuisses.)

28. Pouls petit, filiforme, membres froids, sueur visqueuse, prostration profonde, bouche sèche, langue noire et râpeuse, lèvres fuligineuses, ventre toujours volumineux. (Potion avec teinture d'aconit, 15 gouttes; acétate d'ammoniaque, 10 grammes; sirop de quinquina, 50 grammes; eau de mélisse, 80 grammes.)

29. Depuis hier, le mal s'est aggravé; le pouls fuit sous le doigt; la respiration est très-difficile; la déglutition ne se fait plus, tout annonce une fin prochaine. La malade meurt dans la journée.

Autopsie. — Le péritoine, enflammé, contient environ trois litres d'un liquide jaunâtre, trouble, séro-purulent et flaconneux; les intestins, distendus par des gaz, adhèrent entre eux par de l'albumine coagulée. Le tissu de la matrice est rouge; les vaisseaux volumineux qui la parcourent contiennent du pus. Nous trouvons deux petits foyers purulents près du point d'insertion du placenta, la surface muqueuse de l'utérus présente de la rougeur par plaques irrégulières assez étendues. Le foie est volumineux et sain, le cœur et les poumons sont à l'état normal.

5e OBSERVATION.

Prolapsus du cordon; métro-péritonite; mort.

Marie Duri, âgée de trente ans, du département de la Vienne, domestique, de taille moyenne, bien constituée, d'un tempérament sanguin, est habituellement mal réglée et souvent malade; elle a eu un premier enfant à l'âge de vingt ans; un deuxième, il y a dix-huit mois. Ces deux premières grossesses sont arrivées à terme, les accouchements ont été naturels.

Devenue enceinte pour la troisième fois, vers le mois d'août 1853, sa grossesse a été accompagnée, dès le début, de vomissements très-fréquents, de digestions difficiles; cette femme a eu tantôt de la diarrhée, tantôt de la constipation.

Entrée à la clinique le 22 mai 1854 à neuf heures du matin, elle souffre depuis plusieurs heures; le col, très-haut placé, n'est pas encore effacé. Vers onze heures, le travail fait des progrès, la poche des eaux bombe à travers l'orifice utérin dilaté. A midi, la rupture des membranes a lieu, la tête repose déjà sur le plancher du bassin, les douleurs sont très-actives. A ce moment, l'accoucheuse s'aperçoit qu'une anse peu étendue du cordon est engagée au devant de la tête. La marche rapide du travail ne me permit pas d'arriver assez tôt pour terminer artificiellement l'accouchement, qui suivit de près la découverte de cette fâcheuse complication.

La délivrance a lieu naturellement.

L'enfant, du sexe féminin, asphyxié, pèse 3,050 grammes, et est long de 47 centimètres.

L'arrière-faix pèse 400 grammes, le cordon est long de 51 centimètres.

Les vomissements, qui ont continué pendant toute la durée du travail, persistent; des frissons très-prolongés se renouvellent tout le reste du jour.

23. La nuit a été assez calme; pouls à 80 pulsations; ventre gonflé, peu douloureux; la perte va bien, les vomissements ont cessé. (Potion calmante, cataplasmes laudanisés sur le ventre.)

24. Frisson prolongé pendant la nuit; pouls petit, concentré et dur, à 112 pulsations par minute; abdomen météorisé, douloureux à la pression; la perte a diminué. (Quinze sangsues à l'hypogastre, cataplasme laudanisé, potion calmante.)

25. Pouls très-petit et fréquent, face grippée, langue sèche, envies de vomir; le ballonnement du ventre est très-prononcé, le poids du cataplasme est insupportable. (Calomel à la dose de 5 centigrammes par heure, potion avec la teinture d'aconit, frictions mercurielles belladonées sur le ventre, vésicatoires camphrés aux cuisses.

26. Même état. (Même prescription.)

27. Pouls très-petit, à 130 pulsations par minute ; face grippée, regard fixe, traits étirés, langue sèche et râpeuse, soif vive, ballonnement du ventre toujours très-prononcé, perte nulle ; la montée du lait n'a pas eu lieu. (Traitement continué ; addition de 10 grammes d'acétate d'ammoniaque dans la potion.)

28. Aggravation. (Deux vésicatoires aux jambes.)

29. La malade éprouve une gêne extrême de la déglutition ; elle est très-affaissée ; le pouls est fuyant, elle meurt dans la soirée.

Autopsie, vingt-quatre heures après la mort.

Habitude extérieure. — Amaigrissement, rigidité musculaire, ventre ballonné, seins affaissés.

Abdomen. — La cavité du péritoine contient une sérosité blanchâtre, mélangée de flocons albumineux assez abondants.

La surface externe de l'utérus est d'un rouge violacé ; cette teinte est prononcée, surtout aux trompes et aux ovaires. Toutes les parties contenues dans le bassin sont recouvertes d'albumine coagulée, qui les unit entre elles.

Le péritoine, enflammé dans presque toute son étendue, est rouge par plaques ; il présente des arborisations vasculaires sur les intestins, qui sont distendus par des gaz ; le grand épiploon est rouge et épaissi.

L'utérus est d'un volume ordinaire ; le tissu de ses parois est rougeâtre dans quelques points ; au niveau de l'insertion placentaire, les sinus veineux contiennent du pus ; sa face muqueuse, ramollie, est recouverte d'une matière pultacée et grisâtre. Le col, d'un brun foncé, porte des traces d'ecchymose. Le foie, plus volumineux que dans l'état normal, ne contient pas de pus.

Thorax. — Les poumons et le cœur ne présentent rien de particulier.

6e OBSERVATION.

Grossesse double ; hémorrhagie ; présentation du bras ; version ; symptômes de péritonite ; perforation de l'estomac ; mort.

Marie Gorjeu, âgée de vingt-trois ans, née et domiciliée à Bordeaux, lingère, constitution faible, taille moyenne bien conformée, tempérament lymphatique, conditions de santé très-défavorables : son habitation est basse et humide, dans une rue sale et étroite.

Ordinairement bien réglée, cette femme a eu déjà deux grossesses arrivées à bon terme, l'une à dix-sept, l'autre à dix-neuf ans.

Enceinte pour la troisième fois, les règles ont cessé de paraître au commencement du mois d'août 1853 ; cet état s'est accompagné de vomissements fréquents, d'œdème des membres inférieurs ; le ventre présentait un volume considérable.

Le six mai 1854, les contractions utérines commencèrent dans l'après-midi. A dix heures du soir, elle accoucha d'un enfant du sexe masculin, bien développé. L'utérus resta très-volumineux ; une hémorrhagie se déclara ; la sage-femme reconnut la présence d'un second enfant ; après quelques heures d'attente, le bras gauche se présenta à la vulve en position céphalo-iliaque droite. Il se passa beaucoup de temps à la recherche de médecins qui n'arrivaient pas. A cinq heures du matin l'hémorrhagie continue, les jours de la malade sont en danger ; on la transporte à la clinique. M. le Chef interne reconnaît l'urgence de la version, qu'il pratique immédiatement. L'enfant, du sexe feminin, était mort. La délivrance naturelle a lieu au bout de vingt minutes, elle est complète. Pendant six jours la faiblesse est extrême ; les suites de couches sont très-naturelles, lorsque des douleurs abdominales se déclarent, des frissons, de la fièvre, des vomissements surviennent, la perte cesse : tout annonce une métro-péritonite.

Malgré l'emploi du calomel à dose altérante, des onctions mercurielles belladonées, des vésicatoires aux membres inférieurs, la maladie continua ; les vomissements se renouvelèrent, le pouls devint petit, filiforme et fuyant sous le doigt. La malade mourut le 23 mai, huit jours après l'invasion des accidents.

Autopsie, vingt-quatre heures après la mort.

Habitude extérieure. — Amaigrissement, œdème des membres inférieurs.

Abdomen. — A l'ouverture du ventre, des gaz fétides s'échappent ; cependant, les intestins n'ont pas été lésés par le scalpel ; la cavité abdominale contient peu de sérosité, le péritoine ne présente pour ainsi dire

pas de trace d'inflammation ; les intestins sont distendus par des gaz. L'estomac est affaissé et décoloré. Près
de son grand cul-de-sac, sur sa face antérieure, je
trouve un ver lombric ; cette particularité éveille mon
attention, et j'aperçois en ce point une perforation,
puis deux autres à la paroi postérieure de cet organe.
Ayant passé le bout des pinces à disséquer, puis le
doigt à travers l'une de ces ouvertures, je la sens s'a-
grandir ; les tissus se déchirent à la moindre traction.

L'estomac contient un second ver ; la muqueuse est
ramollie, putrilagineuse.

On s'explique bien maintenant la présence des gaz
et d'un lombric dans la cavité du péritoine, de même
que les accidents qui ont fait naître la pensée d'une
métro-péritonite.

L'utérus, volumineux, et ses annexes, examinés
avec soin, ne présentent pas de signes d'inflammation.

7ᵉ OBSERVATIOT.

Hémorrhagie 12 heures après l'accouchement; métro- péritonite; mort.

Catherine Leslat, âgée de vingt-quatre ans, de St-
Julien (Landes), couturière, tempérament lymphatique, réglée à 15 ans : le flux menstruel dure ordinairement cinq jours, et revient tous les mois avec régularité. Elle a eu à terme un premier enfant, du sexe
masculin, bien constitué, arrivé par le vertex.

Devenue enceinte au mois de septembre 1853, des

pertes blanches abondantes, de l'anorexie, une diarrhée fréquente, accompagnèrent sa grossesse, pendant laquelle cette femme maigrit beaucoup.

Entrée à la clinique le 18 mai, elle souffrait des reins depuis longtemps; son ventre était plus volumineux que dans les grossesses simples, ordinaires; elle avait les jambes œdématiées.

Le 19, vers midi, elle éprouva les premières contractions utérines; dans la soirée, elles devinrent rapprochées, fortes et bien soutenues; le travail marcha régulièrement; l'enfant se présenta en position occipito-iliaque gauche antérieure; à une heure du matin, l'accouchement eut lieu naturellement. Bientôt la matrice se contracta, et chassa l'arrière-faix tout entier.

L'enfant, du sexe féminin, bien conformé, était long de 0^m48; il pesait 3,400 grammes.

20. Matinée bonne. A deux heures de l'après-midi, une hémorrhagie très-abondante survient sans cause connue. M. le Chef interne prescrit de la limonade au citron et une potion avec du seigle ergoté.

Le soir, l'hémorrhagie a cessé; pouls petit, à 125 pulsations; traits grippés, ventre météorisé, douloureux. (Frictions avec l'huile de camomille camphrée et laudanisée, cataplasme.)

21. Pouls très-rapide, petit et fuyant; traits abattus, état de stupeur; peau couverte d'une sueur froide; respiration courte; vomissements bilieux; ventre volumineux, distendu, très-douloureux; la moindre secousse, le moindre mouvement, le poids seul des cou-

vertures, augmentent la douleur; la perte a disparu.
(Limonade gommée; 50 grammes d'huile de ricin émulsionnée dans une potion; onctions sur tout le ventre
et le haut des cuisses avec l'onguent mercuriel belladoné.)

22. La prostration est extrême, le pouls filiforme;
peau froide, sueur visqueuse, traits étirés, yeux enfoncés dans l'orbite, respiration précipitée; ventre très-
météorisé et douloureux; perte nulle. La potion a été
vomie. (Onctions d'onguent mercuriel belladoné sur
le ventre; potion avec le sirop de quinquina, 50 grammes; sirop d'éther, 15 grammes; acétate d'ammoniaque, 10 grammes; eau de mélisse, 80 grammes;
lavement purgatif; vésicatoires aux cuisses.)

23. La malade est morte la nuit dernière, à trois
heures du matin.

Autopsie, trente heures après la mort.

Habitude extérieure. —Rigidité de membres, ventre très-volumineux.

Abdomen. — La cavité abdominale contient à peu
près un litre de liquide séro-purulent; le péritoine est
très-enflammé dans toute son étendue.

Les intestins sont distendus par des gaz et réunis
entre eux par de l'albumine coagulée. L'utérus, très-
volumineux, ne contient pas de caillots; sa surface muqueuse est rouge; son tissu ne présente rien de particulier; les sinus veineux qui le parcourent sont gorgés
de sang; sa surface péritonéale est rouge à la partie antérieure; les ligaments larges, les ovaires et les trompes sont tuméfiés et injectés de sang. Foie normal.

Thorax. — Cœur et poumons sains. La cavité pleurale droite contient un peu de sérosité citrine.

8e OBSERVATION.

Bassin régulier rétréci dans tous ses diamètres; présentation des genoux; application du forceps au détroit supérieur; déchirure du périnée; métro-péritonite; mort.

Jeanne Ducom, âgée de vingt-quatre ans, née à Biscaros (Landes), domestique à Bordeaux depuis trois ans, taille d'un mètre quarante-quatre centimètres, tempérament lymphatique, d'assez bonne constitution, est en apparence bien conformée, habituellement bien portante, elle ne présente aucune trace de rachitisme. Réglée dès l'âge de douze ans, ses menstrues reparaissent exactement tous les mois; elles sont précédées et accompagnées de vives douleurs dans les reins et le bas-ventre, pendant toute leur durée, qui est de dix à douze jours.

Primipare : elle a été réglée pour la dernière fois à la fin de novembre 1853. Dès les premiers jours de sa grossesse, elle éprouva de l'anorexie, des envies de vomir; ces symptômes durèrent trois mois, après lesquels la gestation marcha normalement jusqu'à son terme.

Entrée le 8 juillet à la clinique d'accouchements, Jeanne Ducom était en très-bonne santé. La régularité de ses formes ne me donna aucun soupçon sur l'état anormal de la cavité pelvienne.

Le 20 juillet, vers neuf heures du soir, elle éprouva les premières douleurs de l'enfantement ; à dix heures, les eaux de l'amnios s'écoulèrent ; le col, placé très-haut, n'était pas encore dilaté. Les douleurs s'étant ralenties et le début du travail n'indiquant rien de sérieux, l'accoucheuse se retira. Rappelée près de la malade à trois heures du matin (21 août), elle trouva le col assez largement dilaté, reconnut la présentation des genoux, qui, en position tibio-iliaque gauche antérieure, descendaient à moitié de la cavité pelvienne ; les douleurs étaient rapprochées et fortes ; tout annonçait un accouchement prochain. A quatre heures, les genoux étaient descendus assez bas pour que l'une des jambes eût pu se dégager ; les douleurs, ayant continué avec énergie jusqu'à cinq heures sans faire avancer le travail, se ralentirent. L'accoucheuse, préoccupée de ce temps d'arrêt et croyant cependant à un accouchement naturel, fit prévenir, à cinq heures et demie du matin, M. le Chef interne, qui, dès son arrivée, fit prendre 15 décigrammes de seigle ergoté à la malade. Reconnaissant bientôt l'impuissance des contractions utérines et l'immobilité du fœtus comme enclavé dans le bassin, il prit le parti de seconder les douleurs par des tractions sur la jambe, qui était hors de la vulve ; bientôt l'autre fut dégagée, et les tractions faites sur les membres pelviens réunis devinrent beaucoup plus puissantes et plus méthodiques. Cependant, le travail n'avançait pas ; on me fit prévenir ; j'arrivai à sept heures du matin ; je trouvai le tronc du fœtus en position sacro-iliaque gauche antérieure, hors de la vulve jusqu'à la région lombaire. M. le Chef interne me fit part de la résistance qui avait rendu ses efforts impuissants ; il croyait à un rétrécissement du bassin. Après un examen attentif, je me rangeai de cet avis et pensai que ce rétrécissement existait sans déformation de la cavité pelvienne ; mais le fœtus remplissant cette cavité, il était bien difficile d'apprécier avec exactitude ce vice de conformation.

La mort du fœtus, asphyxié par la compression du cordon, me permit d'exercer des tractions puissantes, et bientôt la poitrine descendit tout entière dans le bassin ; les bras, relevés, étaient tenus solidement accolés de chaque côté de la tête par le pourtour du détroit supérieur. M. Velpeau [1] pense « que ces trac- » tions forcent les bras à se relever. » M. Cazeaux [2] dit : « Beaucoup de livres, au sujet du dégagement » des épaules, répètent que les bras, retenus par les » bords de l'excavation, se relèvent sur les côtés de » la tête. Cela n'a presque jamais lieu, comme l'a très- » bien fait remarquer Desormeaux, quand l'accouche- » ment est entièrement confié à la nature, et qu'au- » cune traction n'est pratiquée sur l'extrémité pel- » vienne. »

Des faits m'ont prouvé que la règle établie par les auteurs que je viens de citer, n'était pas sans exceptions. Dans le cas qui nous occupe, l'étroitesse de la

---

[1] *Traité des Accouchements*, tom. II, p. 303.
[2] *Traité de l'Art des Accouchements*, 4e édit., p. 488.

marge du bassin doit avoir contribué à cette position vicieuse des bras.

Il était très-difficile d'arriver jusqu'aux épaules ; je pus cependant dégager le bras droit, malgré la hauteur à laquelle il se trouvait et le peu de prise de mes doigts. Après quelques efforts inutiles dans le but d'abaisser le bras gauche, j'appliquai le crochet mousse et parvins à le dégager. A peine ce résultat obtenu, je songeai aux difficultés que j'allais éprouver dans l'extraction de la tête. Je m'assurai avant tout de sa position ; elle était restée fléchie sur la poitrine ; le bas de la face était un peu engagé au détroit supérieur, le menton correspondant à la symphyse sacro-iliaque droite, l'occiput étant relevé et dirigé en avant et à gauche. La tête, dans cette position favorable, me parut si peu engagée, que je n'osai point pratiquer de tractions sur le fœtus sans avoir eu le soin d'introduire un doigt dans la bouche pour maintenir la flexion de la tête. Mes efforts furent sans résultat, et le bassin me parut si étroit, que je songeai un instant, l'enfant étant mort, à vider le crâne et à appliquer le forceps céphalotribe. Cependant, je ne voulus pas prendre cette grave détermination, sans tenter l'application du forceps au détroit supérieur ; avant de décrire le procédé opératoire que je suivis, je cède au désir de retracer ici ce que dit M. Jacquemier [1] sur les difficultés de cette opération :

« Ce qui concourt à augmenter les difficultés de

---

[1] *Manuel d'Accouchements*, tom. II, p. 415.

» l'application du forceps après la sortie du tronc,
» c'est qu'on est le plus souvent conduit à le porter
» au détroit supérieur; car c'est surtout quand la tête
» y est arrêtée, que l'action des mains est le plus li-
» mitée, tandis qu'elle est très-efficace quand elle est
» retenue dans l'excavation ou au détroit inférieur.
» La présence du tronc, dont la partie supérieure obs-
» true d'autant plus l'entrée du conduit vulvo-utérin
» que la tête est plus élevée et empêche de la saisir
» dans la meilleure direction possible, est la cause
» principale qui rend l'emploi du forceps plus difficile
» que dans la présentations de l'extrémité céphalique;
» et si l'on peut s'en servir au détroit supérieur, ce
» n'est guère qu'après la mort du fœtus, lorsque des
» tractions sur les épaules ont allongé le cou.

» Mme Lachapelle semble disposée à le proscrire dans
» tous les cas; elle assure en avoir fait plusieurs fois l'es-
» sai, et chaque fois sans véritable utilité. Elle a trouvé
» qu'il était difficile de l'appliquer, et de s'en servir con-
» venablement après son application. Mais Smellie,
» Baudelocque, l'ont appliqué avec succès, même au dé-
» troit supérieur. Deeves, qui a plusieurs fois tenté de
» l'appliquer au détroit supérieur, a toujours échoué.»

Chez notre malade, le haut du tronc du fœtus rem-
plissait la partie inférieure de la cavité pelvienne; le
col était suffisamment dilaté pour permettre l'application du forceps; la tête, comme je l'ai déjà dit, était
bien placée, l'occiput en avant et un peu à gauche
de la symphysie pubienne, et le menton engagé en
arrière au-dessous de la marge du bassin.

La malade mise en travers du lit, le bassin appuyé tout à fait sur le bord du matelas rendu résistant, les aides furent placés, un à la tête, un de chaque côté de la malade, relevant les membres inférieurs fléchis et dans l'abduction ; un quatrième relevait fortement le tronc du fœtus sur les pubis. Je glissai la branche mâle du forceps, tenue de la main gauche, sur la face palmaire de ma main droite introduite dans le vagin. L'extrémité de la cuiller arriva sur le côté droit de la tête du fœtus, sans aucun danger pour le col de l'utérus, sous-tendu par les phalanges onguéales de ma main droite. Cette branche fut maintenue très-abaissée, et je renouvelai à droite du bassin, à l'aide de la branche femelle du forceps, le manul opératoire que je venais d'exécuter à gauche. Seulement, arrivé au niveau de la marge du bassin, le bord gauche du maxillaire du fœtus en était tellement rapproché, qu'il me fut assez difficile de glisser l'extrémité de la cuiller dans cet étroit espace ; j'y parvins cependant sans occasionner la moindre lésion.

Les branches du forceps étant articulées, je les abaissai avant de les serrer, dans le but de saisir la tête aussi parallèlement que possible au diamètre occipito-mentonnier. Mon but étant rempli, je la comprimai solidement dans les cuillers, afin qu'elle n'exécutât aucun mouvement d'extension et aussi pour en diminuer un peu le volume. Je fis des tractions dans la direction de l'axe du détroit supérieur ; elles furent lentes, fortes, bien soutenues, sans saccades, et accompagnées de très-légers mouvements de latéralité.

La résistance me parut d'abord invincible, puis la tête s'ébranla et s'engagea peu à peu. Proportionnant alors la puissance de l'action à la résistance du conduit pelvien, je réussis à avancer lentement, tout en employant beaucoup de force. Je fis décrire au forceps l'arc de cercle formé par les axes du bassin, et après bien de la résistance vaincue, la tête arriva à la vulve. Malgré toutes mes précautions, le périnée, très-distendu, se déchira d'avant en arrière sur la ligne médiane jusqu'au sphincter de l'anus.

La délivrance fut naturelle et suivit de près l'accouchement. Le placenta pesait 550 grammes, et le cordon était long de 45 centimètres; le fœtus, du sexe masculin, pesait 3,550 grammes, et était long de 0^m55 (du sommet à l'ombilic, 0^m29). Je donnerai les diamètres de la tête à la fin de cette Observation.

L'étendue de la déchirure périnéale était exagérée, à nos yeux, par la distension même du périnée pendant l'accouchement. L'étroitesse naturelle de la vulve et des manœuvres opératoires aussi graves expliquent assez cet accident, qui est arrivé aux plus grands maîtres. Puzos [1] dit qu'il a vu quelquefois le périnée se fendre jusqu'à l'anus. Un grand nombre d'auteurs repoussent la suture comme inutile; mais beaucoup d'autres la préconisent : Guillemeau, De La Motte, A. Dubois, M. P. Dubois, Dupuytren, sont de ce nombre.

Dieffenbach [2] veut qu'on fasse une incision semi-

[1] *Traité des Accouchements*, pag. 134.
[2] Velpeau; *Traité de l'Art des Accouchements*, pag. 641.

éliptique de chaque côté de la suture ; Roux a réussi quatre fois sur cinq, en employant la suture enchevillée. Si beaucoup de chirurgiens ont repoussé la suture immédiate comme dangereuse, il en est d'autres qui la préfèrent et opposent, comme argument irréfutable, d'assez nombreux cas de réussite. M. Danyau a obtenu quatre succès sur cinq opérées.

J'appliquai immédiatement à notre malade trois points de suture enchevillée ; je les fis assez rapprochés, dans le but d'éviter l'infiltration des lochies entre les lèvres de la plaie. (Potion calmante, infusion de tilleul.)

21 (soir, jour de l'opération). La journée a été bonne : le pouls est à 90 pulsations ; le ventre n'est ni gonflé, ni douloureux ; la perte est normale ; la malade, sans en sentir le besoin, a vainement tenté d'uriner ; la vessie est distendue, le cathéterisme fournit un litre d'urine.

22. La nuit a été bonne : le ventre va bien, la perte continue ; la miction étant impossible, on revient au cathéterisme. (Tisane de chiendent, potion calmante, embrocation avec l'huile de camomille camphrée et laudanisée sur le ventre.)

23 (matin). Pouls à 100 pulsations ; la face est un peu colorée ; la montée du lait s'opère, le ventre va bien, les urines sont rendues naturellement ; la plaie périnéale a très-bonne apparence, la malade n'en souffre pas. (Même prescription.)

24 (matin). Pouls à 120 pulsations ; les seins se ramollissent ; le ventre est légèrement ballonné, un peu

douloureux vis-à-vis la fosse iliaque gauche. (Même prescription; cataplasme laudanisé sur le ventre.)

Soir. Pouls à 112 pulsations; le ventre est à peine douloureux, la montée du lait reparaît; la plaie a bon aspect : il a fallu pratiquer une fois le cathéterisme.

25 (matin). La nuit a été assez bonne : le pouls, petit, fournit 120 pulsations par minute; le ventre est météorisé, mais sans douleur; la sécrétion du lait est abondante, la plaie va bien ; les grandes lèvres, qui étaient un peu œdématiées, sont revenues à l'état normal. (Même traitement; bouillon.)

Soir. Pouls à 132 pulsations; sueur abondante, langue bonne, pas d'altération; la malade ne souffre pas. Constipation. (Limonade purgative avec citrate de magnésie, 50 grammes.)

26. La malade se trouve bien; elle a eu dans la nuit une épistaxis peu abondante; le ventre est très-ballonné, la perte continue; la limonade purgative a été vomie, il n'y a pas eu de selle; les lèvres de la plaie ont bon aspect : elles sont réunies en arrière et un peu écartées en avant. (Calomel, 1 gramme dans s. q. de miel.)

Soir. Nouvelle épistaxis. Les circonvolutions intestinales se dessinent à travers les parois abdominales; il n'y a pas eu de selle. (Calomel à la dose de 5 centigrammes par heure; deux demi-lavements, avec 30 grammes d'huile de ricin émulsionnée.)

27. Pouls à 100 pulsations; la malade a eu des selles abondantes; le ventre est affaissé. L'utérus se porte fortement à gauche; il est volumineux et sensible à la

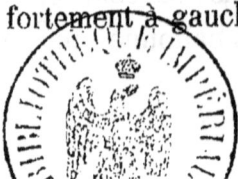

pression. (Dix sangsues, potion calmante, cataplasme laudanisé sur le ventre.)

Soir. Même état.

28. Pouls à 112 pulsations, langue bonne, prostration, ventre souple, région iliaque gauche gonflée, dure et douloureuse; perte nulle. J'enlève les points de suture : la réunion n'existe pas; la plaie, peu étendue, a assez bon aspect. (Potion calmante, infusion de quinquina, onctions avec l'onguent napolitain sur le ventre, vésicatoires camphrés aux cuisses.)

Soir. Pouls petit, à 120 pulsations; la faiblesse a augmenté.

29. Pouls très-rapide, petit et fuyant; traits altérés, yeux enfoncés dans l'orbite, ton bref, légers soubresauts de tendons, peau visqueuse, ventre affaissé, douloureux. (Traitement continué; calomel à dose altérante.)

Soir. Pouls filiforme, hébétude, carphologie.

30 matin. Pouls insaisissable, langue sèche, voix faible et tremblante, délire, peau couverte d'une sueur visqueuse, extrémités froides. (Potion tonique, infusion de quinquina, vésicatoires aux jambes; on enveloppe les membres avec des flanelles chaudes.)

La malade meurt à onze heures du matin.

AUTOPSIE, vingt heures après la mort.

Habitude extérieure. — Amaigrissement très-prononcé, ventre distendu, plaie périnéale grisâtre.

Abdomen. — Un demi litre environ d'un liquide purulent s'écoule de la cavité péritonéale; le grand épiploon et le péritoine qui tapisse les différents organes du ventre, sont recouverts d'une couche adhérente d'un pus épais et lié. Le péritoine, injecté, est tantôt rouge par plaques, tantôt il présente des arborisations vasculaires ; cette dernière disposition se fait surtout remarquer à la paroi antérieure de l'abdomen. Le foie est volumineux et sain ; sa face convexe est recouverte d'une couche albumineuse épaisse mêlée à du pus.

La face antérieure de l'utérus, les ovaires, les trompes et les ligaments larges sont d'un rouge violacé ; les intestins, un peu distendus par des gaz, sont liés entre eux, surtout à la partie inférieure du ventre, par de l'albumine et du pus.

L'utérus, assez mou, incomplétement revenu sur lui-même, est enlevé tout entier avec soin ; divisé dans différents sens, son tissu, épaissi, peu résistant, est légèrement rouge dans quelques points. Les sinus veineux, à peu près vides, ne présentent pas de trace d'inflammation. La surface interne de cet organe est rougeâtre et recouverte d'une matière putrilagineuse peu abondante. Le tissu du col est noirâtre ; la teinte du vagin est violacée. Sauf la déchirure périnéale, qui est peu profonde, il n'existe à l'utérus et au vagin aucune des lésions qui auraient pu être occasionnées par l'application du forceps. Le tissu cellulaire du bassin, ecchymosé, ne contient de pus nulle part.

Thorax. — Les plèvres contiennent un peu de liquide citrin, légèrement trouble dans celle du côté droit. Le cœur ne présente rien de particulier.

Il me paraît évident que la péritonite seule a été la cause de la mort. L'utérus et ses annexes n'offraient aucune lésion suffisante pour expliquer un semblable résultat.

Je dois rappeler que pendant toute la durée de la maladie, il n'y a pour ainsi dire pas eu de douleur du côté du ventre, et que, sous ce rapport, les symptômes locaux ordinaires sont restés à l'état latent.

Il était indispensable de se rendre un compte exact de l'état du bassin; les difficultés de l'accouchement avaient été trop grandes pour que l'on pût les attribuer entièrement au volume de la tête bien ossifiée du fœtus, qui dépassait de cinq à dix millimètres les diamètres normaux du fœtus à terme. Je devais trouver dans le bassin lui-même la raison de ces difficultés.

Ce bassin doit être classé parmi ceux qui sont uniformément rétrécis dans tous leurs diamètres. Les auteurs font presque tous la distinction des bassins rétrécis par défaut de grandeur, ou d'une manière absolue d'avec ceux qui le sont d'une manière relative; mais c'est à Naegelé, le premier, qu'on en doit la description exacte (¹).

Mᵐᵉ Boivin, qui publiait une troisième édition de

(¹) M. Jacquemier, *Manuel d'Accouchements*, t. Iᵉʳ, p. 31, dit : « Depuis que M. Naegelé a appelé l'attention sur ce sujet, M. Nichet, » de Lyon, a observé trois cas de bassins rétrécis dans tous leurs » diamètres, sans courbures ni déformation, où les suites de la » parturition artificielle ont été aussi fâcheuses pour la mère que » pour l'enfant. »

son *Mémorial des Accouchements,* en 1824, parlant du bassin vicié par défaut de grandeur, s'exprime de la manière suivante (page 35) : « On y trouve parfois » différents vices de proportions ou de conformation » qui peuvent rendre l'accouchement difficile ou même » impossible par les voies naturelles. Ainsi, quoique » régulier dans sa forme, ses ouvertures, ses contours, » le bassin, disent quelques-uns, peut être trop étroit » pour donner issue à un fœtus de volume ordinaire; » ce qui conduirait à supposer un défaut d'*accroisse-* » *ment,* de *développement uniforme* et *simultané* dans » le bassin. Mais il nous paraît difficile et même *im-* » *possible* de concilier l'idée d'une petitesse absolue » avec la régularité de la conformation dans une fem- » me *d'ailleurs bien conformée.* » C'est justement cette *régularité* de la *conformation* générale que fait res- sortir Naegelé à propos du bassin rétréci dans tous ses diamètres, observation également faite par M. Vel- peau ([1]).

M. Jacquemier, qui cite à ce sujet le célèbre pro- fesseur d'Heidelberg, dit ([2]) : « Rien dans l'ensemble » de là constitution, chez trois des femmes à qui ont » appartenu ces bassins, ne devait faire soupçonner » cette étroitesse générale; elles étaient bien confor- » mées : la taille de l'une était au-dessus de la moyen- » ne; une seulement était d'une petite taille. Les os de » ces bassins ne présentent aucune trace de rachitisme

---

([1]) *Traité des Accouchements,* tom. Ier, pag. 36.
([2]) *Manuel de l'Art des Accouchements,* tom. Ier, pag. 30.

» ou d'autres affections; l'ossification est complète, et
» la forme du bassin ne rappelle pas celle qui est pro-
» pre à l'homme ou à l'enfance des deux sexes. Les
» conséquences de la parturition ont été des plus fâ-
» cheuses pour ces trois femmes : la première a suc-
» combé peu de temps après un accouchement dont
» la terminaison, par le forceps, présenta des diffi-
» cultés excessives; la seconde, après quatre jours de
» travail, accoucha, pour la première fois, d'un en-
» fant non tout à fait à terme et putréfié; mais, la se-
» conde fois, elle mourut avant d'avoir été délivrée
» d'une rupture de l'utérus et du vagin..... Chez la
» troisième, après une version très-laborieuse, on
» tenta, mais en vain, l'application du forceps; il fallut
» avoir recours à la perforation du crâne; encore l'ex-
» traction de la tête présenta-t-elle les plus grandes
» difficultés. La femme succomba vingt-quatre heures
» après. »

A la suite de cette citation, tirée de la pratique d'un
grand maître, je vais donner le tableau des dimensions
comparées du bassin vicié et de la tête du fœtus, qui
font le sujet de mon observation.

Diamètres du bassin vicié comparés à ceux du bassin normal, d'après les mesures établies par M. P¹ Dubois ([1]).

	BASSIN.		DIFFÉRENCE.
	NORMAL.	VICIÉ.	
	m. m.	m.	m. m.
Grand bassin. Du milieu d'une crête iliaque à l'autre	0,27 à 0,2S	0,233	0,027 à 0,037
D'une épine iliaque antérieure et supérieure à l'autre	0,26 à 0,27	0,20	0,06 à 0,07
Profondeur du milieu de l'une des crêtes iliaques au détroit qui le sépare de l'excavation	0,095	0,083	0,012
Excavation. Du milieu de la symphyse pubienne à l'union des deuxième et troisième vertèbres sacrées	0,12	0,111	0,009
Diamètre transversal	0,12	0,11	0,01
Id. oblique	0,12	0,112	0,008
Détroit supérieur. Diamètre sacro-pubien	0,11	0,092	0,018
Id. bis-iliaque	0,135	0,112	0,023
Id. oblique	0,12	0,107	0,013
Circonférence	0,40	0,345	0,055
Détroit inférieur. Diamètre coccy-pubien	0,11	0,092	0,018
Id. bis-ischiatique	0,11	0,096	0,014
Id. oblique	0,11	0.095	0,015
Circonférence	0,34	0.316	0,024
Arcade pubienne. Hauteur	0,055	0,051	0,004
Largeur au sommet	0,027	0,025	0,002
Largeur à la base	0,09	0,085	0,005
Hauteur de l'excavation. De la symphyse sacro-vertébrale au sommet du coccyx	0,145	0,117	0,028
Symphyse pubienne	0,045	0,04	0,005

([1]) *Traité de l'art des Accouchements*, p. 49 et suivantes.

Les axes du bassin vicié sont, à très-peu de chose près, dans la direction normale.

Diamètres normaux de la tête du fœtus à terme, comparés à ceux de la tête que j'ai extraite par le forceps.

		DIAMÈTRES normaux.	Fœtus formant le sujet de notre observation.	DIFFÉRENCE en plus.
		m.	m	m.
Antéro-pos-térieur.	Occipito-mentonnier...	0,135	0,145	0,01
	Occipito-frontal......	0,11 à 0,115	0,12	0,005 à 0,01
	Sous-occipito-bregmati-que............	0,095	0,105	0,01
Trans-verses.	Bi-pariétal.........	0,09 à 0,095	0,10	0,01 à 0,005
	Bi-temporal........	0,07 à 0,08	0,085	0,015 à 0,005
Ver-ticaux.	Trachélo-bregmatique..	0,095	0,10	0,005
	Fronto-mentonnier....	0,08	0,085	0,005

La plus petite dimension des diamètres de ce bassin, tant au détroit supérieur qu'au détroit inférieur, étant, abstraction faite des parties molles, de 0m092, et le plus petit diamètre de la tête du fœtus qui l'a traversé étant de 0m10, il m'a fallu obtenir, par la compression de la tête, une diminution de volume d'un centimètre à un centimètre et demi au moins, et encore le résultat obtenu sans lésion grave paraît-il bien difficile à expliquer ([1]).

([1]) Ces pièces seront déposées dans les belles galeries anatomo-pathologiques en voie de construction à l'École de Médecine de Bordeaux.

Enfants.

La Clinique obstétricale a fourni, en comptant les grossesses doubles, soixante-dix-neuf enfants. Sur ce nombre, il y a eu deux avortons, huit fœtus arrivés avant terme, chétifs, non viables; neuf étaient mort-nés; soixante sont venus au monde à terme et dans de bonnes conditions de viabilité.

D'après les relevés de Mme Lachapelle (¹), le nombre des garçons dépasse celui des filles, à la Clinique, chose assez rare : il y a eu quarante filles et trente-neuf garçons.

Poids. — Le poids des nouveaux nés est en général très-variable. Cette variété a cependant des limites. L'on est surpris, aujourd'hui, de ne plus trouver de ces enfants en miniature, ne pesant, comme le dit Chaussier, que deux livres et demi (1,500 grammes). L'exagération contraire a lieu bien souvent, et plus je fais d'accouchements, plus j'en suis convaincu.

M. Velpeau (²), à cet égard, s'exprime ainsi : « Tous » les jours, on entend parler dans le monde d'en- » fants qui pesaient quinze, dix-huit, vingt, vingt- » cinq et jusqu'à trente livres en naissant. Ces histoi- » res, qu'on retrouve dans plusieurs auteurs du sei- » zième, du dix-septième et même du dix-huitième

(¹) *Pratique des Accouchements*, t. 1er, p. 498.
(²) *Traité de l'Art des Accouchements*, p. 323.

» siècles, sont dues à ce que, ne se donnant jamais
» la peine de placer de pareils enfants dans la ba-
» lance, on accorde facilement douze et quinze livres à
» celui qui n'en pèse en réalité que sept ou huit. Un
» nouveau né de huit à neuf livres est énorme. » En
effet, sur quatre mille fœtus, Mme Lachapelle n'en a
pas vu un seul arriver à douze livres. Baudelocque
suppose qu'il est impossible d'en trouver un plus volumineux que celui qu'il reçut et qui pesait treize livres moins un quart. M. Cazeaux (*Traité d'Accouchements*, p. 233), dit : « Parmi les trois mille en-
» fants que j'ai vu naître, soit à l'Hôtel-Dieu, soit à
» la Clinique, le plus volumineux pesait 4 kilogram-
» mes et demi, et il était énorme. »

Sur mille fœtus, M. Éléasser a trouvé que le poids
avait varié de 2 à 5,000 grammes, et le poids moyen
a été de 3,365 grammes.

Pour MM. Velpeau et Cazeaux, il varie de 3,000
à 3,500 grammes.

Poids des enfants observés dans notre service.

SEXE.	LE PLUS FAIBLE.	LE PLUS FORT.	POIDS MOYEN.
Masculin.......	2,650	4,700	3,398
Féminin	2,300	4,500	3,132

La longueur du fœtus à terme n'a pas moins attiré
l'attention que le poids, quoique moins variable ; on
trouve cependant de notables différences. Toutefois,

on peut, comme le dit M. Velpeau, ranger parmi les
contes populaires les fœtus de 18 à 20 centimètres,
de même que ceux qui ont 1 mètre et plus de longueur. D'après M. Cazeaux, la longueur normale varie de 50 à 60 centimètres. M. Éléasser l'évalue,
en moyenne, à 0^m466. L'ombilic, suivant tous les auteurs, est généralement au-dessous du niveau de la
moitié supérieure du corps.

Pour nous, les longueurs extrêmes et moyennes
dans les deux sexes ont été les suivantes :

SEXE.	PLUS PETITE LONGUEUR.	PLUS GRANDE.	MOYENNE.	DU SOMMET A L'OMBILIC.
Masculin.	0m42	0m56	0m488	0m253
Féminin..	0m40	0m55	0m480	0m240

Sur les soixante enfants bien portants que nous
avons eus,

Douze ont été transférés à l'hospice des Enfants;

Quarante-deux sont sortis avec leur mère;

Six étaient encore dans les salles de Clinique au
30 avril dernier.

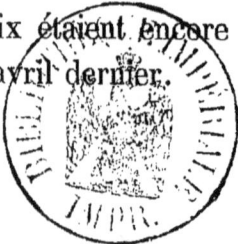

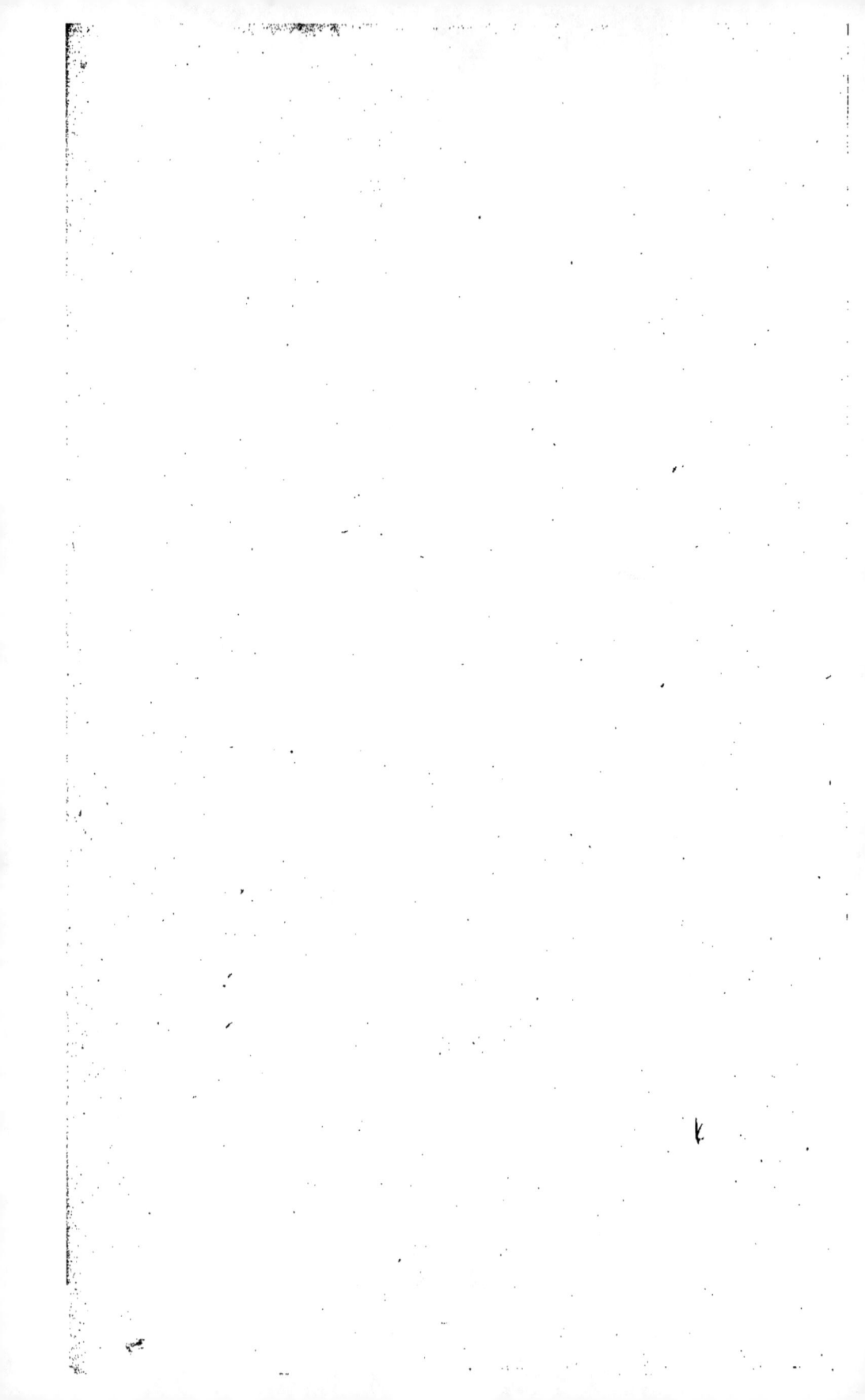

www.ingramcontent.com/pod-product-compliance
Lightning Source LLC
Chambersburg PA
CBHW071454200326
41519CB00019B/5734